星儿在身边

佛山市顺德区自闭症儿童情况调研课题

顺德区自闭症儿童情况调研课题组 编著

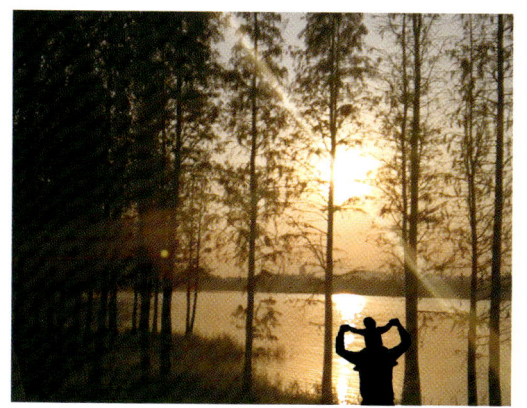

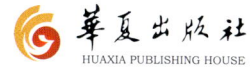

图书在版编目（CIP）数据

佛山市顺德区自闭症儿童情况调研课题 / 顺德区自闭症儿童情况调研课题组编著.—北京：华夏出版社，2015.10
ISBN 978-7-5080-8585-2

Ⅰ.①佛… Ⅱ.①顺… Ⅲ.①区（城市）—小儿疾病—缄默症—调查研究—佛山市 Ⅳ.① R749.94

中国版本图书馆 CIP 数据核字 (2015) 第 210237 号

佛山市顺德区自闭症儿童情况调研课题

编　　著	顺德区自闭症儿童情况调研课题组
责任编辑	贾洪宝　霍本科
封面设计	何泳怡　殷丽云
出版发行	华夏出版社
经　　销	新华书店
印　　装	三河市万龙印装有限公司
版　　次	2015 年 10 月北京第 1 版　2015 年 10 月北京第 1 次印刷
开　　本	880×1230　1/32
印　　张	5.25
插　　页	4
字　　数	136 千字
定　　价	28.00 元

华夏出版社　社址：北京市东直门外香河园北里 4 号　邮编：100028
　　　　　　网址：www.hxph.com.cn　电话：010-64663331（转）
　　　　　　投稿合作：010-64672903；hxkwyd@aliyun.com
若发现本版图书有印装质量问题，请与我社营销中心联系调换。

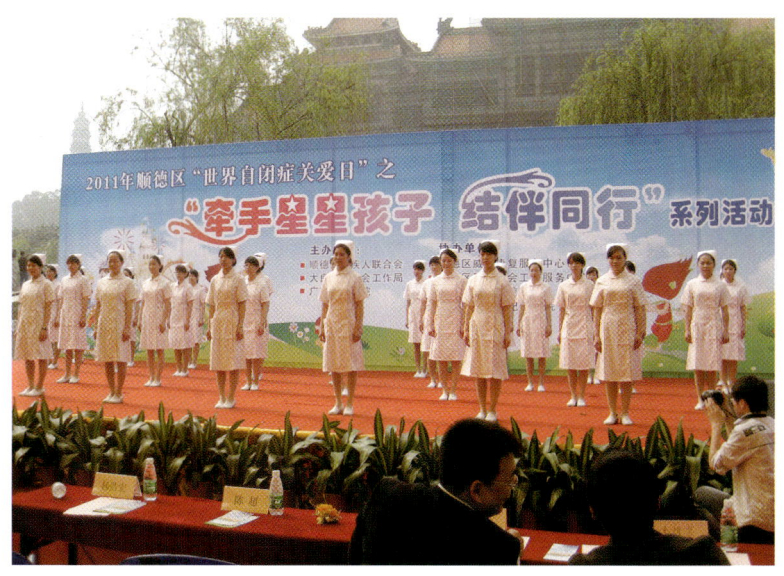

2011年,顺德区世界自闭症关爱日之"牵手星星孩子,结伴同行"系列活动在大良顺峰山公园举行。

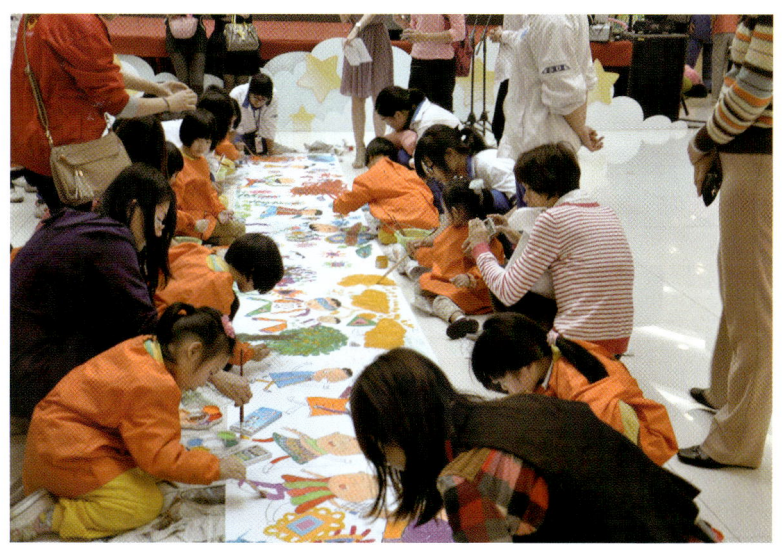

2012年第五届世界自闭症关爱日,顺德区"共爱星儿,社会共融"系列活动在大良新一城举行。图为社区儿童和自闭症儿童一起绘画。

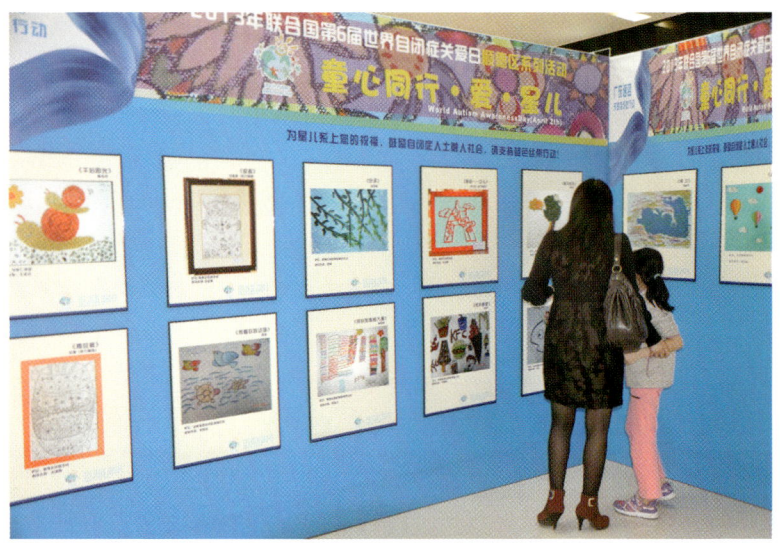

2013年第六届世界自闭症关爱日,顺德区"童心同行·爱·星儿"系列活动在大良新一城举行。图为自闭症儿童画展现场。

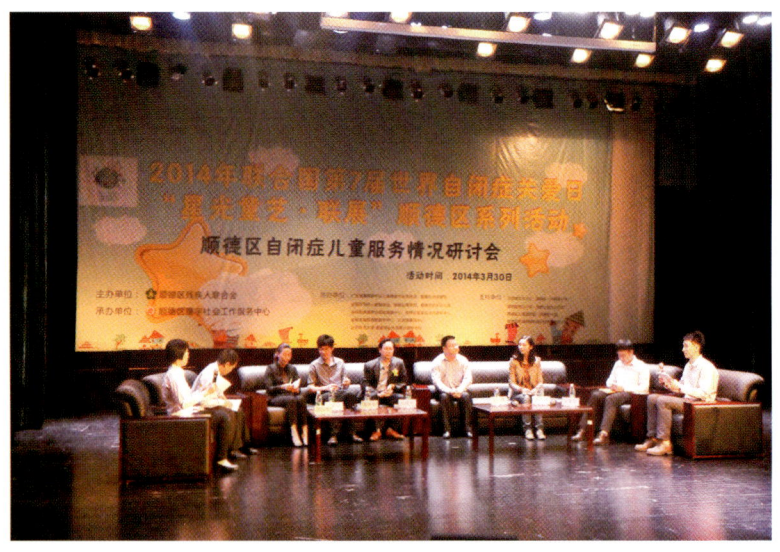

2014年第七届世界自闭症关爱日,顺德区举办"星光童艺·联展"系列活动。图为顺德区自闭症儿童服务情况研讨会现场。

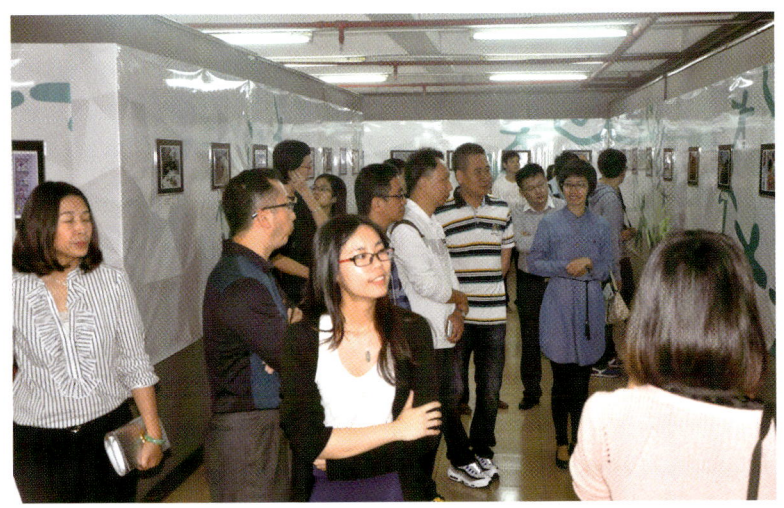

2015年第八届世界自闭症关爱日,顺德区举办"星光伴我行"系列活动。图为自闭症儿童摄影展现场。

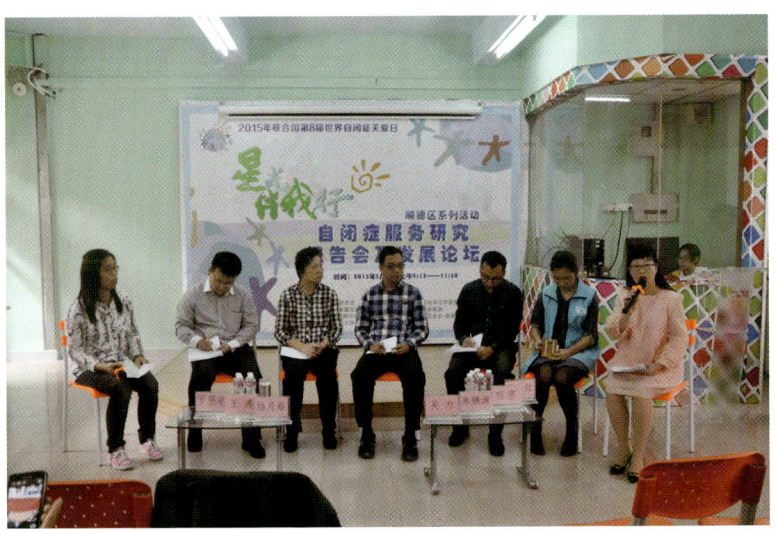

2015年第八届世界自闭症关爱日,顺德区举办"星光伴我行"系列活动。图为政府代表、幼儿园代表、小学代表、特殊学校代表、家属代表、医院代表、民间机构代表受邀参加自闭症服务研究报告会及发展论坛,就"融合教育"进行讨论。

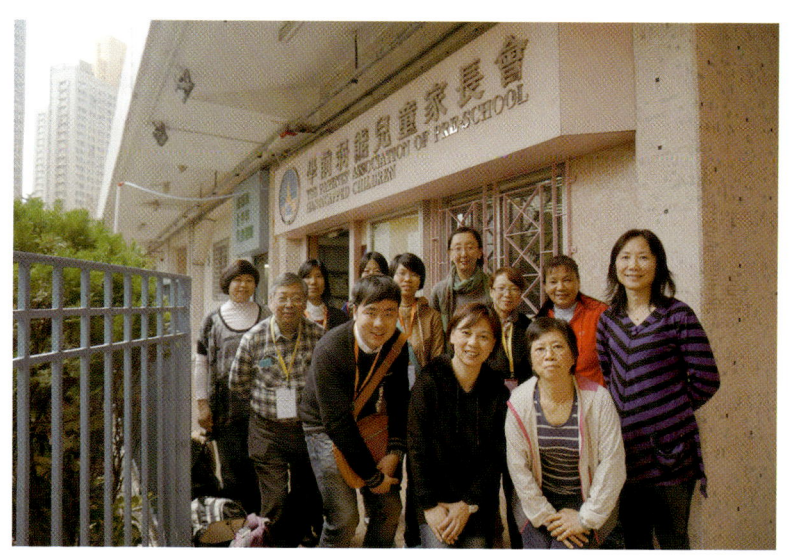

2014年,课题组成员到香港学前弱能儿童家长会进行交流活动。

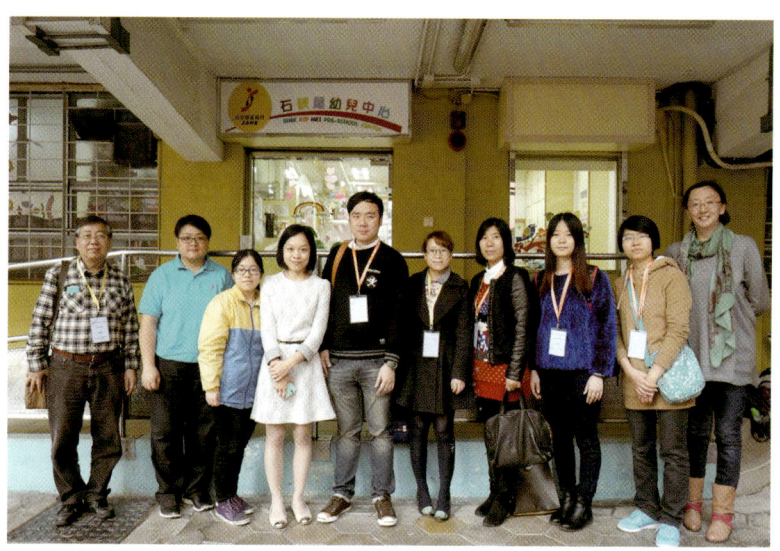

2014年,课题组成员到香港石硖尾幼儿中心进行交流活动。

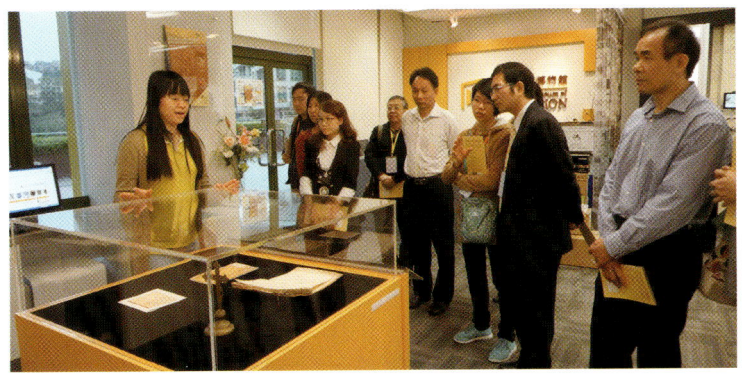

2014年,顺德区残疾人联合会领导和课题组成员到香港教育科学研究学院进行交流活动。

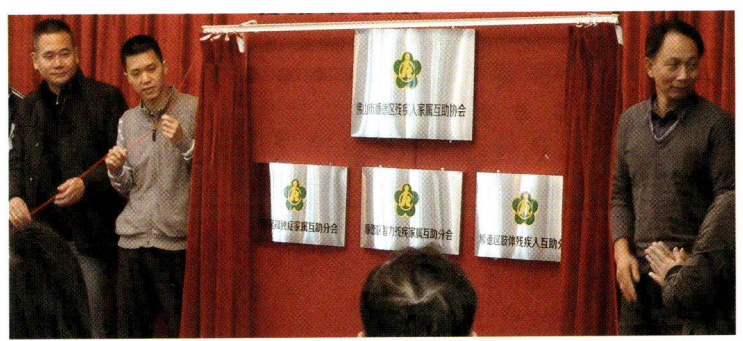

2015年,顺德区残疾人家属互助协会、顺德区孤独症家属互助分会同时成立。图为揭牌仪式。

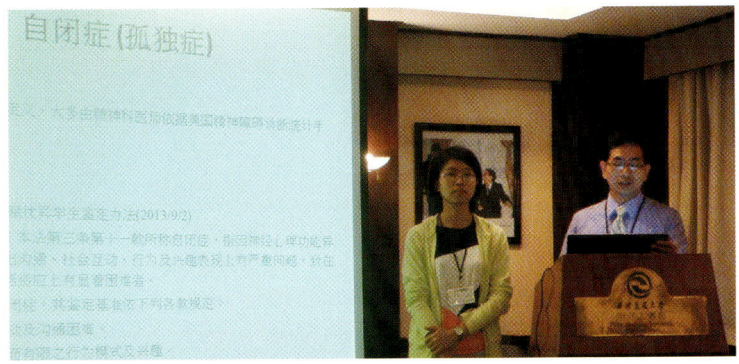

2014年,自闭症课题组成员参加北美国际华人教育会议。图为课题组成员在会议上做课题报告。

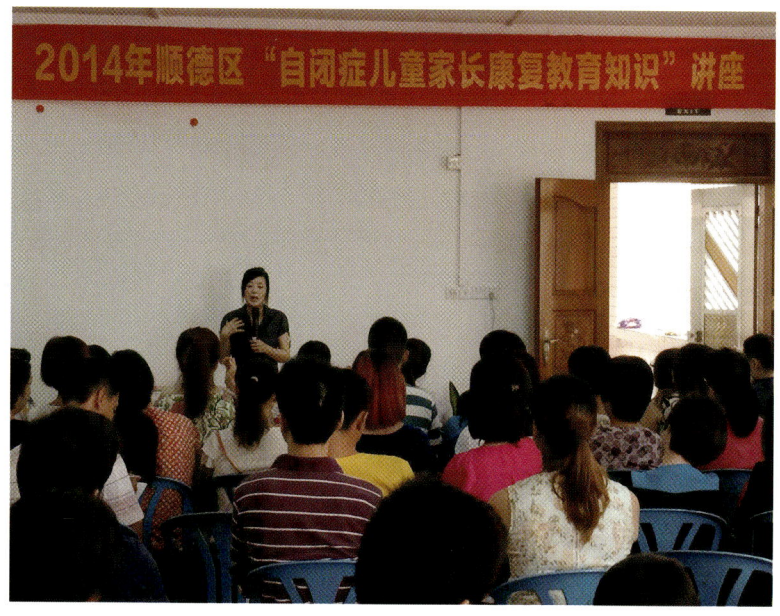

2014年9月17日，袁苗珊老师在顺德区做"自闭症儿童家长康复教育知识"讲座。

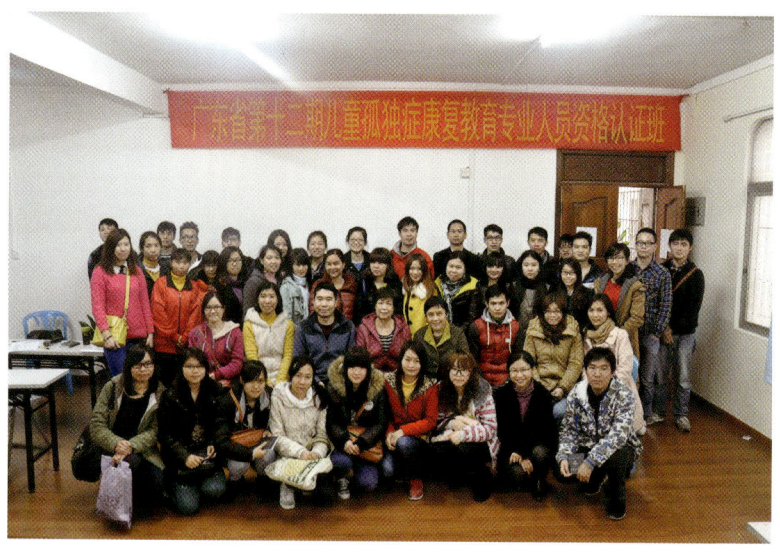

广东省第十二期儿童孤独症康复教育专业人员资格认证班合影。

课题组成员

李文希　北京师范大学－香港浸会大学
　　　　联合国际学院应用心理学专业
郭奕龙　北京师范大学－香港浸会大学
　　　　联合国际学院应用心理学专业
吴耀辉　北京师范大学－香港浸会大学
　　　　联合国际学院社会工作与社会行政专业
曾家乐　佛山市顺德区星宇社会工作服务中心
梁碧仪　佛山市顺德区乐群儿童发展评估中心

序 一

孤独症谱系障碍（简称ASD，俗称自闭症）已成为危害儿童健康与发展的严重公共卫生问题。世界各发达国家以前所未有之势投入人力、物力和财力，对ASD展开多方位、多角度的研究，但迄今仍未弄清ASD的根本致病原因和发病机理，因此目前仍缺乏有效而特异的医学治疗方法。另一堪忧的现象是，近年来ASD发病率在许多国家呈现递增趋势，其原因也尚不清楚。我国目前还缺乏权威的ASD流行病学资料，笔者在广州地区幼儿园所做的流调资料显示，幼儿期患病率约为1/133。近年来，虽然国内外出现了多种ASD矫治干预方法，但事实上这些方法良莠不齐，很多根本没有循证依据，个别方法甚至有害儿童健康。因此，当前在国内，加强公众对ASD的认识，开展多中心ASD流行病学调查，多方位、多角度开展ASD病因学探索，建立科学而灵活多样的矫治干预方法，同时关注和促进青春期后ASD患者的社会回归等问题，已显得十分迫切和必要，且势在必行。

令人欣慰的是，在上述形势下，顺德区自闭症儿童情况调研课题组历时数月，对当地自闭症儿童家庭基本信息，自闭症儿童康复及医疗状况、教育情况，自闭症儿童家庭心理需求、外部需求以及经济需求进行了较大规模的摸底调查，旨在为当地自闭症康复体系的建设、发展及规范化管理提供科学依据。在实施的调查中，课题组运用基本流调法结合个案调查分析，初步了解了设定目标的现实情况，亦结合香港的经验分析了本地区的优势与局限，弄清了彼方可借鉴的优势究竟在哪里，为建立本地区ASD康复教育系统迈出了扎实的一步。相信这些资料可以成为当地政府制定ASD相关政策和购买服务的重要依据，亦可为全国同类调查研究提供重要的参考与借鉴。我作为一名从事ASD神经心理研究多年的科学工作者，深知这类现场大数据的搜集对了解ASD流行情况颇有参考价值。仅从这点而言，本课题的意义就绝非一般了。

中山大学　静　进

2015 年 4 月 20 日

序 二

在中国经济不断发展，取得越来越多的重大成就的今天，社会、民生、教育、文化等重要领域亦将迎来积极改变和科学发展，以达至整个社会的和谐发展。随着社会管理和社会服务的不断进步，我们有义务也有能力去关怀和帮助更多有需要的人。我十分欣喜地看到广东省佛山市顺德区自闭症儿童情况调研课题的开展，这是重要的一步。

《中庸》有言："凡事预则立，不预则废。"任何事要成功，都要预先做好准备，奠定坚实的基础。所以这次在佛山市顺德区开展的调研是重要的，它是基础而必需的一步，会为顺德区当前的自闭症儿童教育、康复训练、家庭支持等提供数据信息和科学方法的支持，也会为将来这方面的发展建立更好的基础，指出明确的方向。同时，课题组成员还与顺德区代表一行到香港实地考察，借鉴香港在自闭症领域的先进经验，再结合佛山市顺德区自身实际情况而反思完善。相信科学发展的理念和切问近思的态度将引领我们踏实地进步。

十分庆幸我们能够与佛山市顺德区星宇社会工作

服务中心共建学习与实践基地及资源基地，促成课题组成员合作参与这项研究。通过开展这项调研课题，我们能感受到真诚的心态和切实的行动的重要，更能体会出人与人之间尊重与和谐的意义，深感社会与文化的进步需要一步一个脚印，一步一进步，一步一盏灯，照引着我们一起携手共建有爱的和谐社会。

北京师范大学－香港浸会大学
联合国际学院副教授
理工科技学部
应用心理学专业系主任
何义炜　博士

序 三

这几年来，大概的时间也是在 2010 年之后了，我们开始感受到自闭症（又称孤独症）孩子越来越受到社会各界的关注。特别是在讲述自闭症的电影《海洋天堂》放映后，这些"来自星星的孩子"逐渐进入普罗大众的认知视野。在政府、家长、康复机构等社会组织的努力推动及倡导下，自闭症孩子也慢慢被社会所认识和理解。这是我们一直企望看到的，但仅仅是一个良好的开始。自闭症孩子和他的家庭，在家庭生活、康复治疗、成长、教育、学习、接触社会等方面，还是面临着很多现实的困难。有赖于顺德区社会工作委员会的大力支持，我们能够对顺德区的自闭症儿童进行了一次全面而系统的了解，也希望借此为顺德区自闭症儿童提供更好的支持和帮助，使他们能够更好地成长。

感谢北京师范大学－香港浸会大学联合国际学院（以下简称 UIC）应用心理学专业的郭奕龙先生和李文希女士。他们对内地、中国台湾、美国的特殊教育工作都有深入的研究，他们选择在中国内地开展特殊教育专业的教育工作，致力于为内地培养特殊教育的专业人才，推动内地特殊教育事业的发展。

　　也非常感谢 UIC 社会工作与社会行政专业的吴耀辉主任。他来自香港，在今次的研究项目里为我们提供了很多关于香港自闭儿童教育工作的信息。

　　一直以来，星宇社会工作服务中心的顺德本土自闭症工作的开展，有赖于机构副总干事曾家乐和服务主任梁碧仪的不懈努力。他们的努力和奉献使自闭症服务工作得到了更良好的发展。

　　对于地区自闭症儿童的专业服务工作，我们知道，这仅仅是一个开始；我们相信，协同多方面共同努力，会为自闭症儿童打造一个更美好的未来。

佛山市顺德区
星宇社会工作服务中心
总干事　吴子坚

目 录

前 言 ·· (1)
一、广东省佛山市顺德区自闭症儿童情况调查报告 ············ (3)
  （一）调研背景 ·· (3)
    1. 自闭症的界定及发病率 ······························ (3)
    2. 自闭症的诊断 ·· (5)
    3. 自闭症的干预策略 ···································· (5)
    4. 顺德区自闭症康复政策与干预现状 ················· (7)
    5. 研究目的 ·· (10)
  （二）研究设计 ··· (10)
    1. 调查对象 ·· (10)
    2. 调研工具 ·· (11)
    3. 施测过程 ·· (11)
  （三）调研结果 ··· (12)
    1. 家庭基本情况 ······································· (12)
    2. 药物治疗与康复训练情况 ························· (15)
    3. 康复治疗状况 ······································· (16)
    4. 教育情况 ·· (18)
    5. 心理需求 ·· (21)
    6. 外部需求 ·· (25)
    7. 经济需求 ·· (28)
  （四）本研究的局限性 ···································· (31)
  （五）小 结 ··· (32)

二、顺德区自闭症儿童情况研究讨论 ································ (33)
（一）医　疗 ·· (33)
（二）教　育 ·· (35)
（三）社区/家庭 ·· (40)
（四）经济需求 ·· (42)

三、顺德区自闭症儿童服务发展建议 ································ (45)
（一）医　疗 ·· (46)
1. 早期诊断与早期康复 ·· (46)
2. 增强孕产妇优生优育意识 ·· (47)

（二）教　育 ·· (48)
1. 增加教育机会 ··· (48)
2. 支持学校特殊教育发展，
   加强康复机构与主流学校的协作 ································ (49)
3. 发展融合教育，建设资源教室 ···································· (50)
4. 加强师资培训 ··· (50)

（三）社区/家庭 ·· (51)
1. 重视为家长提供心理支持和心理辅导 ·························· (51)
2. 鼓励扶植建立家长自助组织 ·· (52)
3. 提高自闭症儿童家长的育儿技能 ································ (53)
4. 提供"喘息服务"，建设托养机构 ································ (54)
5. 社区宣传与教育 ··· (55)

（四）政　策 ·· (56)
1. 政府角色 ··· (56)
2. 成立协作小组和建立转介机制 ···································· (58)
3. 支持评估中心的发展 ·· (59)
4. 建立早期筛查、早期预防、早期介入体系 ···················· (61)
5. 发展自闭症儿童教育 ·· (61)
6. 社区和家庭 ·· (65)

四、总　结 ·· (67)

五、参考文献 ··· (69)

附录一 香港自闭症服务情况调研报告 (73)

（一）香港康复服务的发展与其特色 (74)
（二）自闭症人士康复服务 (76)
（三）评估自闭症 (78)
  1. 服务现况 (78)
  2. 服务特色及限制 (83)
（四）早期干预 (83)
  1. 服务现况 (84)
  2. 服务转介 (88)
  3. 特色及限制 (88)
（五）特殊教育 (90)
  1. 服务现况 (91)
  2. 辅导教学的模式和重点 (91)
  3. 教学策略 (93)
  4. 服务特色 (94)
  5. 其他支援 (95)
  6. 服务转介 (97)
  7. 服务限制 (97)
（六）融合教育 (98)
  1. 推动融合教育的五个基本原则 (99)
  2. 三层支持模式 (101)
  3. 以学校为本位的辅导计划 (102)
  4. 支援服务及额外资源 (105)
  5. 服务限制 (105)
（七）家长组织与其他社会组织的参与 (107)
  1. 现　况 (107)
  2. 主要特色 (108)
  3. 小　结 (110)
（八）香港经验的启迪 (111)
  1. 香港自闭症服务的优势 (111)
  2. 香港自闭症服务的弱点 (112)
  3. 可供顺德区自闭症儿童服务借鉴的地方 (113)

附录二　顺德区自闭症服务单位简介 ·············· (115)
　（一）顺德区康复训练机构 ····················· (116)
　（二）顺德区医疗诊断服务机构 ··················· (118)
　（三）融合教育/特殊教育学校 ···················· (119)
　（四）家属服务机构 ························ (120)
　（五）评估服务机构 ························ (121)
　（六）佛山地区康复训练机构 ···················· (122)
附录三　顺德区自闭症儿童及家庭状况调查问卷 ··········· (123)
附录四　家长开放性问题回答汇总 ················· (131)
附录五　相关香港机构简介 ···················· (149)

前　言

尽管距第一篇自闭症研究论文发表已经有半个多世纪（Kanner，1943），但直到 2006 年，我国第二次全国残疾人抽样调查才首次将孤独症（自闭症）纳入精神残疾范畴。根据《精神病防治康复"十二五"实施方案》，国家将支持孤独症儿童康复机构建设和康复专业技术人员培养，规范孤独症儿童康复训练工作，并要求各省、市加强孤独症康复工作，发挥康复机构作用，开展师资培训、家长培训、社区指导工作，提高康复训练效果。

2011 年顺德区开始进行社会体制综合改革，随着政府对社会建设的重视，自闭症服务有了关键性的发展。在此之前，囿于政府资源有限，多数顺德籍自闭症儿童需要辗转周边禅城、惠州、广州等地区接受康复训练。自 2011 年以来，顺德区新增了两家民办自闭症儿童康复教育机构，但仍无法满足自闭症儿童的特殊需求。家长和康复机构反映自闭症儿童康复教育缺乏政府支持、家庭负担沉重、机构运营举步维艰等问题，呼吁政府提供相关支持，以更好地保障特殊儿童权益。遗憾的是，目前顺德区自闭症儿童群体的生活、教育、康复的情况如何，具体存在哪些困难和问题，政府尚缺乏系统的研究和评估。有鉴于此，顺德区社会工作委员会委托顺德区星宇社会工作服务中心开展"顺德区自闭症儿童情况"的课题研究，并邀请北京师范大学－香港浸会大学联合国际学院（UIC）社会工作及行政专业吴耀辉主任和应用心理学专业郭奕龙博士担任研究员。

2013年11月，调研课题组开始进行顺德区自闭症儿童情况调研。在调研过程中，调研课题组得到了社会各方的支持，其中包括顺德区儿童医院、顺德区机关幼儿园阳光工作站、顺德星宸自闭症服务中心、容桂星愿自闭症康复中心、顺德区威权康复服务中心、北滘康园中心、杏坛君怡康复服务中心、勒流身障人士服务中心、佛山市禅城区残疾人康复服务中心等，同时还受到各单位的工作人员和自闭症儿童家长的帮助和支持。至2014年2月，为期3个月的调研取得了阶段性的成果，调研组着手撰写《广东省佛山市顺德区自闭症儿童情况调查报告》。

为借鉴香港在自闭症认识和康复、教育方面的有益经验，调研课题组成员会同顺德区残联、顺德社工委代表一行8人，在2014年2月26—28日到香港实地考察，与7家具有代表性的香港自闭症服务机构和相关社会组织的负责人及一线工作人员面谈，收集和了解香港自闭症儿童服务交付情况，然后将资料进行汇总、分析，完成了《香港自闭症服务情况调研报告》（附录一），为顺德区政府制定自闭症儿童康复、教育政策提供决策参考。

一、广东省佛山市顺德区自闭症儿童情况调查报告

（一）调研背景

1. 自闭症的界定及发病率

自闭症（Autism），又称孤独症。1994 年，美国精神医学学会出版的《美国精神障碍诊断统计手册（第四版）》（简称 DSM-IV）(American Psychiatric Association，1994) 将自闭症归类为"广泛性发育障碍"。2013 年，《美国精神障碍诊断统计手册（第五版）》（简称 DSM-5）问世，将自闭症界定为自闭症谱系障碍（Autism Spectrum Disorder，ASD），其显著特点是社交技巧缺陷，包括言语或非言语沟通能力缺乏、刻板且重复性的行为模式和兴趣、感知觉过度敏感或迟钝，这些症状在儿童发育早期即可被发现（American Psychiatric Association，2013）。在我国，自闭症诊断的主要依据是参考 DSM-IV 制定的《中国精神障碍分类与诊断标准（第三版）》（CCMD-3）（中华医学会精神科分会，

2001），据此自闭症被归类为广泛性发育障碍的亚型，其特点主要为不同程度的人际交往障碍、兴趣狭窄和行为方式刻板，其中约有75%的儿童伴有明显的精神发育迟滞，部分患儿在一般性智力落后的背景下具有某方面较好的能力。

自闭症的诊断标准不统一、调查方法不同等因素的存在，使自闭症的流行率统计工作困难较大（樊越波、揭晓锋、邹小兵，2008）。发达国家的统计情况显示，英国5—9岁自闭症谱系障碍儿童的流行率为1.57%（Baron – Cohen et al.，2009），美国8岁儿童自闭症流行率为1.47%（Centers for Disease Control and Prevention，2014）。目前普遍认为，自闭症的发病率有日渐增加的趋势，其中一个可能的重要原因是以前缺乏相关的研究和诊断工具，使得很多自闭症儿童被诊断为智力迟缓（Croen, Grether, Hoogstrate, & Selvin, 2002）。另外，自闭症出现率存在着明显的性别差异，依研究取样不同，男女比例从2∶1至4.5∶1不等（Centers for Disease Control and Prevention，2014；片成男，山本登志哉，1999）。在自闭症儿童中，约有70%的儿童智力属于正常范围（Centers for Disease Control and Prevention，2014）。

虽然我国已将自闭症纳入精神残疾范畴并施以全国性的抽样调查，但就自闭症人口出现率的相关调查研究仅限于部分省、市、地区。例如，俞蓉蓉、林良华、许丹、李晓、邱飞跃（2011）等调查我国十省市2000—2010年自闭症出现率从0.028%至2.5%不等。Sun et al.（2013）收集过去自闭症出现率相关实证性调查研究，透过元分析（Meta – Analysis）方法得出我国自闭症出现率约为0.118%。

2. 自闭症的诊断

自闭症诊断常用的量表有 ABC 量表、CABRS 量表和 CARS 量表。ABC 量表（Autism Behavior Checklist），即自闭症行为评定量表，由 Krug 等人于 1978 年编制。该量表分 4 级评定，共 57 个项目，由家长或抚养人使用。CABRS 量表（Claney Autism Behavior Rating Scale），即克兰赛行为量表。此表对使用人要求较高，要求使用人与自闭症儿童生活时间在 6 个月以上，与父母商议后填写，以近一个月的表现为准。CARS 量表（Childhood Autism Rating Scale）为儿童自闭症评定量表，是 Schopler 等人于 1988 年编制的，由临床医生进行评定，分为 15 个项目，4 级评定（刘晓明，2007）。除量表外，还有以访谈、观察为研究方法的工具，如《自闭症诊断访谈（修订版）》（the Autism Diagnostic Interview – Revised，ADI – R），自闭症诊断性观测通用程序（Autism Diagnostic Observation Schedule – Genetic），人际交流障碍诊断访谈（Diagnostic Interview for Social and Communication Disorders），以及适用于婴幼儿的 CHAT（Checklist for Autism in Toddlers）等（尤娜，杨广学，2006）。

3. 自闭症的干预策略

由于自闭症成因不明、个体间差异较大、起因未知，因此目前并没有针对自闭症的特效药物。国际上普遍认为，治疗的关键依然在于通过特殊教育训练和行为干预，提高自闭症儿童在日常生活中的认知、社会交往和社会适应能力。

目前针对自闭症的干预方案，基本集中于以下几类（尤娜，杨广学，2006）：

（1）行为干预

早期以行为矫正为主要出发点，目前被更为广泛地认可的是应用行为分析技术（Applied Behavior Analysis），其基本原理是运用经典条件反射和操作条件反射的原理对儿童的行为进行塑造。行为分析聚焦于行为与环境的关系，通过对目标行为与环境关系的评估来改变行为（Thompson，1984）。

（2）语言和沟通干预

干预的目标是提高交流技能，提高低功能和年龄小的儿童的沟通意愿和能力。例如，通过行为干预技术，增强年龄较小、缺乏交流动机儿童的交流意愿；或者对那些缺乏言语交流能力的儿童，采取手势语、图片、书籍或计算机等手段进行辅助性交流。

（3）社交能力干预

通过游戏行为或同伴互动为主的活动来训练自闭症儿童的社会互动技能。例如借助线条简单的图画提示，使自闭症儿童掌握人际沟通的过程，从而增进其对人际互动过程的理解。

（4）基于生理学的干预疗法

包括感觉统合训练、听觉统合训练、针灸疗法等方法。这些治疗方法的共同机制是通过锻炼或刺激神经系统，引导儿童对感觉刺激做出适当反应。例如最常用的感觉统合训练提供前庭（重力与运动）、本体感觉（肌肉与感觉）及触觉等刺激的全身运动，其目的在于改善脑处理感觉刺激与组织并构成感觉知觉的方法，整合脑功能的协调发展。有研究显示，感觉统合训练在改善儿童语言、社交、感知觉和行为方面都具有令人满意的效果（王纯，2006）。

4. 顺德区自闭症康复政策与干预现状

（1）目前顺德区施行的与自闭症儿童相关的政策

《佛山市实行残疾儿童少年十五年免费教育实施方案》

2012年，佛山市政府颁布实施了《佛山市实行残疾儿童少年十五年免费教育实施方案》（佛府办〔2012〕61号），将具有佛山市户籍并接受教育的残疾儿童的免费补助范围扩展到学前教育和高中阶段教育，连同九年义务教育，合计十五年。方案规定，对残疾儿童学前教育每人每年补助6,000元，三年共计18,000元，资金直接划入对应的幼儿园或学校。

《顺德区残疾儿童康复补助暂行办法》及修订办法

一直以来，区委、区政府都十分关注残疾人事业发展，优先把残疾儿童康复服务摆在前列。2009年，区政府颁布实施了《顺德区残疾儿童康复补助暂行办法》（顺府办发〔2009〕134号），对低保家庭、低保临界家庭、经济困难家庭14岁以下的脑瘫儿童、智障儿童、自闭症儿童和多重残疾儿童进行康复补助，补助标准每年每人最高30,120元，最低15,600元。2013年，区委社会工作部对该办法进行修改，已于7月1日起正式实施。新办法扩大了康复补助面，提高了康复补助标准，每年每人最高45,600元，最低24,000元。根据新办法，政府补助包括两部分，一是康复治疗及训练服务补助，二是托养补助。其中康复治疗及训练服务的补助范围覆盖到所有14岁以下的自闭症儿童，托养服务补助覆盖到低保、低保临界家庭、经济困难家庭、单亲家庭等低收入困难群体。康复补助的项目包括感觉统合训练、多感官训练、可视音乐治疗、认知能力训练、语言交往能力训练、行为矫正训练、言语治疗、音乐治疗、生活自理能力训练、社会适应能力训练、学前教育等,通过系统康复,可以改变儿童一生的命运。

《广东省特殊教育提升计划(2014—2016 年)(征求意见稿)》

2014 年,顺德区根据省教育厅《广东省特殊教育提升计划(2014—2016 年)(征求意见稿)》(粤教基函〔2014〕26 号),确立了全面推进全纳教育的计划,使每一个残疾孩子都能接受合适的教育,并就不同地区确定了明确的考核标准。预计经过三年努力,初步建立布局合理、学段衔接、普职融通、医教结合的特殊教育体系。在教育权利保障方面,该计划要求采取多种方式,对包括孤独症在内的适龄残疾儿童实施义务教育,有条件的地区确保"零拒绝"。根据残疾儿童分类评估状况,采取合适的方式保障残疾儿童受教育的权利。一是残疾程度较轻的儿童,尽可能在普通学校随班就读,开展回归主流和一体化的"融合"教育,加强普通学校特殊教育资源教室、无障碍设施等建设,为残疾学生提供必要的学习和生活便利。二是中重度残疾儿童,通过特殊教育学校扩大招生规模、增加招生类别,招收中重度残疾儿童。其中特别提到要创造条件招收自闭症学生,逐步满足自闭症儿童少年的入学需求。三是确实不能到校就读的重度残疾儿童少年,教育主管部门要提供送教上门或远程教育等服务,并将其纳入学籍管理。该计划还在财政保障方面对政府提出了明确要求:对特殊教育学校智障、孤独症、脑瘫及多重残疾学生按不低于普通生生均公用经费标准的 10 倍拨付,普通学校附设特教班学生按不低于 5 倍且每年不低于 6,000 元的标准拨付,随班就读、送教上门学生按每年不低于 6,000 元的标准拨付。

（2）机构情况

课题组获得的数据显示，曾在顺德区或佛山自闭症服务单位登记的自闭症儿童为 224 名，其中顺德籍自闭症儿童为 152 名。这些儿童分别在区内不同的自闭症服务单位接受服务。顺德区现有提供自闭症儿童康复服务的机构 6 家，包括顺德区威权康复服务中心、顺德区星宸自闭症康复中心、容桂街道星愿自闭症康复中心、北滘康园中心、杏坛镇君怡康复中心、勒流街道身障人士康复中心；残障人士托养机构 1 家，为容桂仁爱园；医疗方面，医疗机构 2 家，分别是顺德妇幼保健院和顺德伍仲珮纪念医院；教育方面，特殊教育学校 1 家，为顺德区启智学校，另有顺德区机关幼儿园阳光工作站，为有特殊学习需要的儿童提供训练。上述机构与学校均为自闭症儿童提供教育与康复服务，但由于师资和财力有限，都存在不同程度的困难（关于顺德区自闭症服务相关单位的详细介绍参见附录二）。

家有自闭症儿童，往往会带给家庭内在或外在的压力。以往对自闭症儿童父母的应激状况系统调查显示，自闭症儿童的父母所承受的压力显著高于其他类型残疾儿童的父母。他们更容易感到抑郁，遭受婚姻危机或社会隔绝等健康损害问题（Bitsika & Sharpley，2004；Dunn，Burbine，Bowers，& Tantleff–Dunn，2001）。国外针对自闭症儿童家庭需求的调查十分丰富，如 Hillman（2006）对自闭症儿童家庭的支持与治疗需求进行的研究，Bitsika 和 Sharpley（2004）对自闭症儿童父母心理状态进行的研究等。这些研究均凸显出关注自闭症家庭的社会保障政策与社会服务需求的急迫性，但国内在此方面的研究相对匮乏。本研究主要针对在顺德区自闭症康复机构登记的自闭症儿童家长的需求进行调查，期望调查结果能引起社会大众对自闭症儿童的重视，也为当前自闭症儿童教育、康复、家庭支持系统等相关政策的制定提供更具体可行的建议。

5. 研究目的

本研究着重于了解顺德区自闭症儿童的康复和教育现状,通过分析当前康复训练与教育存在的问题,提出科学、合理、可行的建议。进一步而言,也可以为目前我国所缺乏的自闭症康复体系的建设、发展及规范化管理提供理论和事实依据。根据这一目标,课题组将顺德区自闭症儿童现状研究的重点分为以下六个部分:

(1) 顺德区自闭症儿童家庭基本信息调查
(2) 顺德区自闭症儿童康复及医疗状况调查
(3) 顺德区自闭症儿童教育情况调查
(4) 顺德区自闭症儿童家庭心理需求调查
(5) 顺德区自闭症儿童家庭外部需求调查
(6) 顺德区自闭症儿童家庭经济需求调查

(二) 研究设计

1. 调查对象

本次调研对象为具有顺德区户籍且居住在顺德区内、未满13岁的自闭症儿童的家长。本次调研以顺德区及其邻近区域的康复机构及学校为主,共计94个自闭症家庭参与问卷调查。其中,来自顺德区威权康复服务中心的问卷 42 份，顺德区星宸自闭症康复中心的问卷 17 份，顺德区容桂星愿自闭症康复中心和禅城区残疾人康复中心的问卷各 9 份，顺德区杏坛镇君怡康复中心和顺德区容桂仁爱园的问卷各 4 份，顺德区机关幼儿园阳光工作站的问卷 3 份，顺德区北滘镇康园中心、顺德区儿童福利院和顺德区大良街道近良社区残疾人康复中心各 2 份，其他人士提供的问卷 1 份。在这 94 份问卷中，14 份问卷来自非顺德籍自闭症家庭家长，不属于调研范围，予以剔除，有效问卷为 80 份。

2. 调研工具

本次调研以问卷调查形式为主。问卷题目以民政部《自闭症儿童生存现状及政策建议》家庭调查问卷为范本，并结合国内其他城市（如重庆、深圳、天津）自闭症家庭需求问卷进行设计。在初次筛选中重构问卷结构，结合顺德区实际情况，增修部分题目。完成问卷初稿后，邀请三位家长和两位康复中心老师协助填写，并在此基础上进行修改，形成最终问卷。最终问卷除基本信息外还包括 32 个条目，分别为治疗与康复情况、教育情况、心理需求、外部需求和经济需求等。其中前 31 题为封闭或半封闭性题目，第 32 题为开放性问题（问卷原文见附录三）。

3. 施测过程

课题组在 2013 年 12 月—2014 年 1 月进行调查问卷施测。在正式施测前期，课题组成员分别前往顺德区内和附近地区为自闭症儿童提供服务的机构、学校、医院进行访谈，在得到各机构、学校、医院的支持和同意下，获取自闭症儿童的信息，进而开展本次顺德区自闭症儿童家属调研工作。在调研过程中，课题组成员必须让家属获悉本次调研的目标、信息使用途径及家属的权利。在获得儿童家属同意的情况下，家属根据自身实际情况自愿填写调查问卷。对于部分文化水平较低的家属，课题组成员采取逐一读题和解释，家属口述选择，调查员代笔填写的形式进行。每份调查问卷均经过调查员的细心审查，发现漏题等现象时，调查员与家属协调，进行问卷二次填写，以确保每份调研问卷的有效性。

（三）调研结果

1. 家庭基本情况

在80位顺德区户籍受访者中，22位受访者为自闭症儿童的父亲，49位为自闭症儿童的母亲，4人为其他亲属，5人未填写。

80个家庭中，65个为已婚家庭，9个为离异家庭，未填写者6个。家庭中父母的年龄、教育程度、工作状况如表1所示：

一、广东省佛山市顺德区自闭症儿童情况调查报告

表1　家庭父母情况简表

		父　亲	母　亲
平均年龄		35.8	33.8
教育程度	小学及以下	2（2.5%）	7（8.8%*）
	初　中	13（16.3%）	13（16.3%）
	高中或中专	25（31.3%）	28（35.0%）
	大　专	10（12.5%）	13（16.3%）
	本　科	17（21.3%）	12（15.0%）
	硕士及以上	1（1.3%）	0（0.0%）
	未　知	12（15.0%）	7（8.8%）
工作情况	全　职	56（70.0%）	43（53.8%）
	兼　职	9（11.3%）	6（7.5%）
	未就业	6（7.5%）	26（32.5%）
	其　他	4（5.0%）	0（0.0%）
	未填写	5（6.3%）	5（6.3%）

根据上表可知，父亲和母亲的平均年龄分别为35.8岁和33.8岁；受教育水平以高中或中专为主，整体而言父亲教育水平稍高；就工作情况而言，大部分为全职工作者（父亲70.0%，母亲53.8%）。但值得注意的是，6个家庭中父亲处于未就业状态，占全部家庭的7.5%；而母亲未就业人数更高达26人，占全部家庭的32.5%。

---

* 本书部分百分比数据因四舍五入的原因，存在着分项合计不等于100%的情况。

表2 儿童基本状况

平均年龄		6.4
诊断年龄		2.7
性　别	男	58（72.5%）
	女	14（17.5%）
	未填答	8（10.0%）
是否独生子女	是	46（57.5%）
	否	23（28.8%）
	未填答	11（13.8%）
诊断状况	医院诊断	63（78.8%）
	康复中心诊断	6（7.5%）
	医院和康复中心均有	3（3.8%）
	未填答及其他	8（10.0%）

表2显示，本次调研中自闭症儿童的平均年龄为6.4岁，最小的1岁，最大的12岁零11个月。其中男孩58人（72.5%），女孩14人（17.5%），8人性别未报告（10.0%）；男女儿童比例约为4∶1。被发现疑似或确诊为自闭症的年龄平均为2.7岁。其中63名（78.8%）儿童为医院诊断，6名为康复中心报告（7.5%），3名为医院诊断和康复中心报告结合（3.8%），8人选择其他或未填答（10.0%）。

2. 药物治疗与康复训练情况

(1) 接受药物治疗情况

仅有10.0%的儿童正在接受药物治疗，大部分儿童现阶段没有接受药物治疗（43.8%），或曾接受药物治疗但已中止（26.3%）。此外，15.0%的家长对于药物治疗仍采取观望态度（图1）。

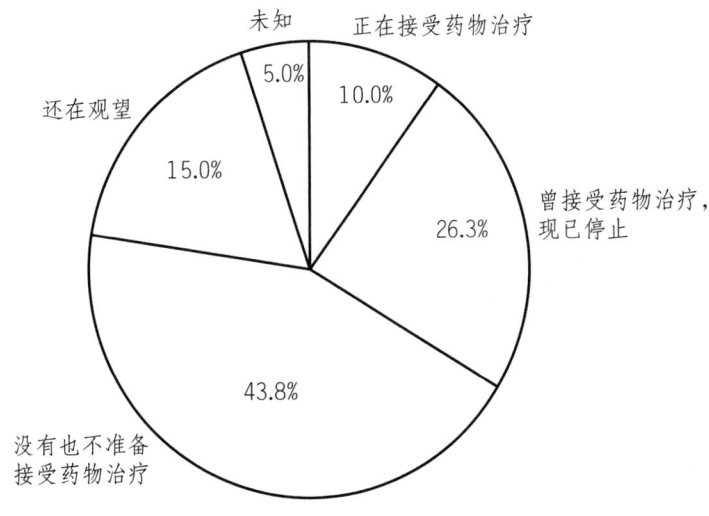

图1 接受药物治疗状况

（2）家长对于药物治疗效果的态度

对于药物治疗的效果，55.0%的家长表示不清楚或存疑，26.3%的家长对药物的疗效持较负向态度，仅有12.6%的家长认为药物治疗对自闭症儿童有明显效果（图2）。

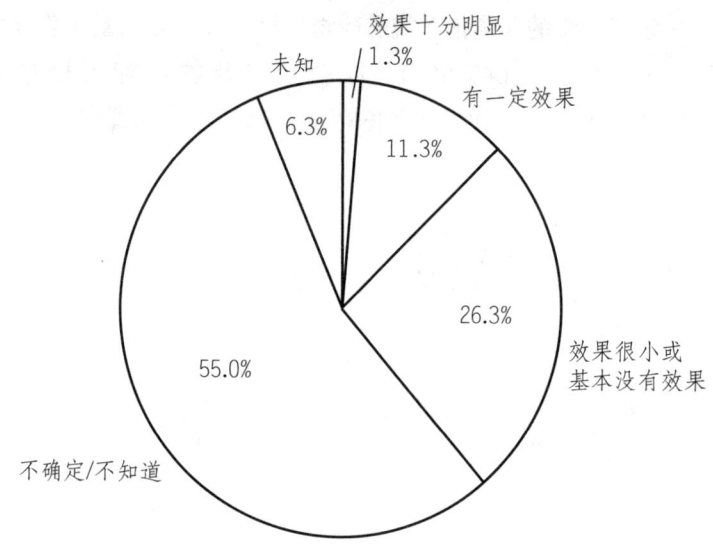

图2 家长对药物治疗效果的态度

3. 康复治疗状况

由于问卷填答过程都是在儿童接受康复训练的中心进行的，因此几乎所有的受访家庭都为孩子进行了康复训练。所有受访者中，86.3%的家庭选择坚持进行康复训练，另有12.5%的家庭在康复训练方面"时断时续"。详细情况如表3所示：

表3 康复治疗状况

一直坚持康复训练	69（86.3%）
时断时续	10（12.3%）
未做康复训练	0（0.0%）
未　填	1（1.3%）

关于康复训练的项目，绝大部分儿童都在接受认知训练（93.8%）、针灸疗法（92.5%）和感觉综合训练（91.2%），部分儿童还在接受社交训练（48.8%）或艺术训练（32.5%）和理疗（17.5%），接受语言训练的儿童较少（7.5%）（图3）。

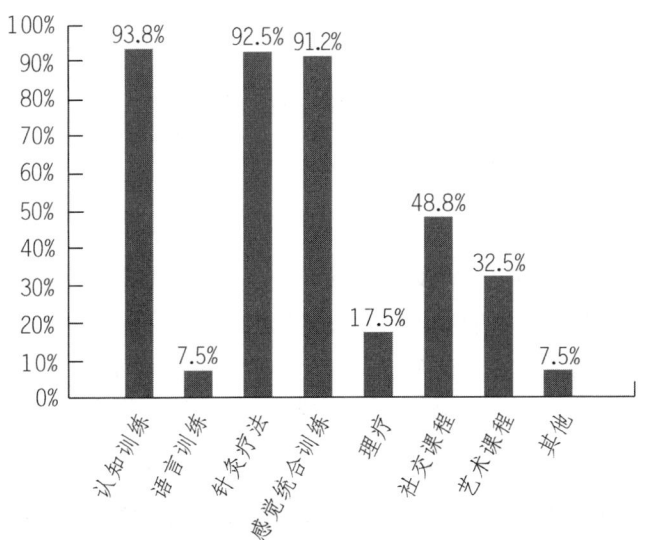

图3 康复训练项目图

对于康复治疗的效果，家长普遍态度比较积极。认为"效果十分明显"或有一定效果的家长之和占全部受访者的88.8%，仅有7.5%的家长认为康复治疗效果很小或基本没有效果（图4）。

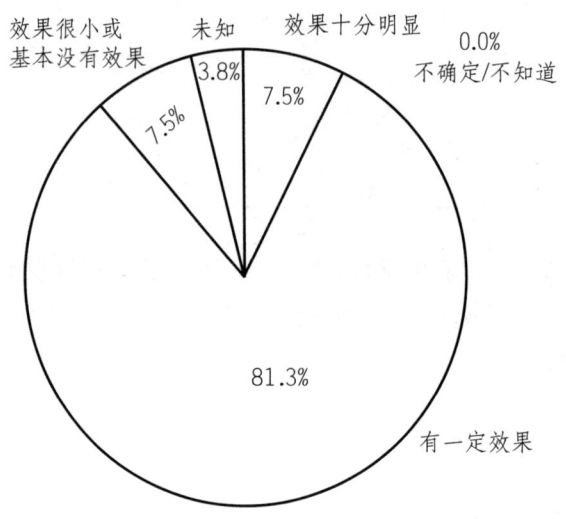

图4 康复训疗效果满意度图

4. 教育情况

接受全日制小学或幼儿园教育的儿童仅占总数的30.0%，其余绝大部分儿童只能在自闭症康复机构接受康复训练（图5）。当被问及是否尝试过为孩子报名参加普通幼儿园或小学时，受访家长中有28.8%回答未曾尝试，22.5%顺利入学，35.0%曾被拒绝过1—2次，6.3%被拒绝过3—4次，另有5.0%的家长表示孩子在报名普通幼儿园或小学时曾遭受5次以上的拒绝（图6）。

一、广东省佛山市顺德区自闭症儿童情况调查报告

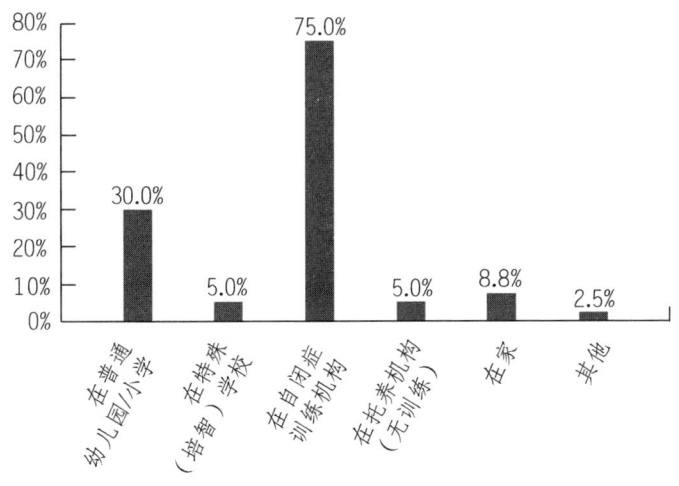

图5 自闭症儿童受教育情况图

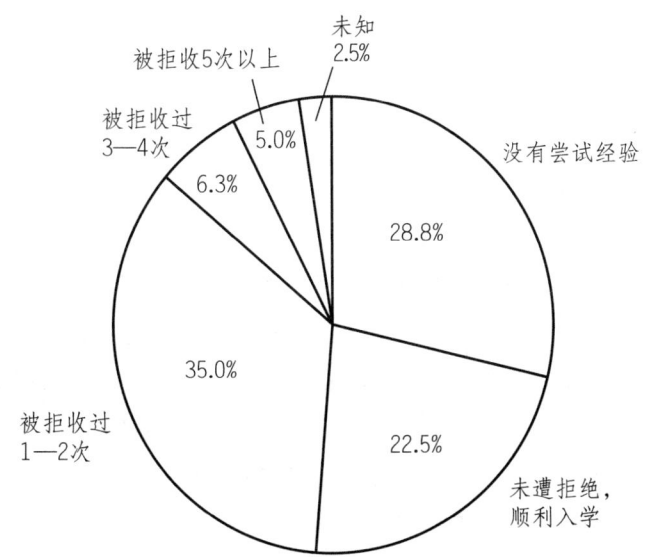

图6 自闭症儿童报名普通学校情况

由图7可知，有30.0%的自闭症儿童没有就读普通幼儿园或小学的经验，15.0%的儿童正就读于普通幼儿园或小学，22.5%曾被劝退过1—2次，6.3%被劝退过3—4次，另有17.5%自愿退学在家。

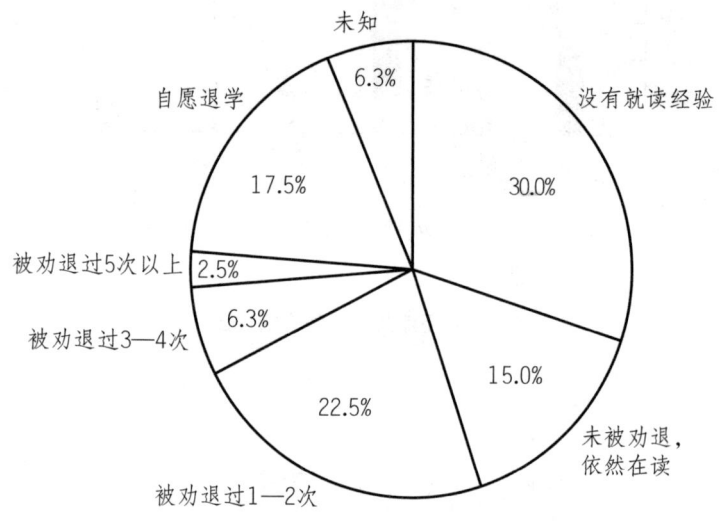

图7 自闭症儿童就读普通学校情况

对于在普通幼儿园或小学学习的自闭症儿童的适应情况，从学校、教师、同学和其他家长等几个维度考察家长的满意度。表4显示，对于学校、教师和同学对自闭症儿童的接纳态度，自闭症儿童家长的满意程度相对较高（58%—61%），多数家长满意学校在减少孩子受到歧视方面的努力（70%）以及认同老师和同学对孩子的帮助（57%）；然而在教师对自闭症知识的了解和教师因材施教的情况方面，表示不满意的家长分别占35%与42%。另外，将近一半的家长对于其他家长对自闭症儿童的接纳态度感到失望。

表4　自闭症儿童就读普通学校家长满意度

	很不满意	不太满意	比较满意	很满意	不了解/不适用	总计
老师对孩子的接纳态度	0 (0%)	15 (33%)	16 (36%)	10 (22%)	4 (9%)	45 (100%)
同学对孩子的接纳态度	1 (2%)	13 (30%)	21 (49%)	5 (12%)	3 (7%)	43 (100%)
学校减少孩子受歧视的努力	2 (3%)	9 (24%)	18 (47%)	5 (13%)	4 (11%)	38 (100%)
老师和同学对孩子的帮助	1 (3%)	12 (32%)	18 (47%)	4 (10%)	3 (8%)	38 (100%)
其他家长的接纳态度	1 (2%)	18 (45%)	9 (23%)	4 (10%)	8 (20%)	40 (100%)
老师因人施教的情况	8 (21%)	8 (21%)	13 (34%)	6 (16%)	3 (8%)	38 (100%)
老师对自闭症知识的了解	7 (17%)	11 (28%)	14 (35%)	4 (10%)	4 (10%)	40 (100%)

5. 心理需求

在家长的心理需求方面，本调查从家长自我感知的压力、压力来源、心理状态和压力对与子女的互动产生的影响几个方面进行调查。

对于自身感知的压力，将近74%的家长感到压力很大，甚至大到难以承受的程度（图8）。至于这一压力来源，可从"自闭症孩子对生活的影响"一题的回答中得到了解。图9显示，家庭中的自闭症孩子会导致："增加了经济负担"（86.3%），"影响了正常工作"（78.8%），"家庭生活质量下降"（70.0%），"精神压力过大，身心健康出现问题"（66.3%），"对生活悲观失望，甚至有放弃孩子和自己生命的念头"（30.0%），"婚姻生活不和

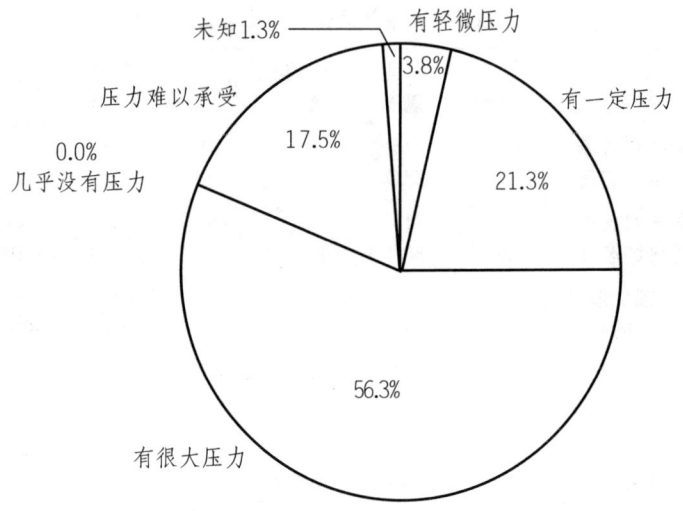

图8 自闭症儿童家长压力情况

谐"(26.3%),"生育第二个孩子"(21.3%),"离开了原居住地"(8.8%)和"已经或正打算离异"(8.8%)。家庭是一个不可分割的整体和系统,其中一环出现问题,将导致整个系统运行紊乱。从家长的回答中可以看出,一个自闭症孩子会对整个家庭的方方面面产生巨大的影响,从而导致家长感到难以承受的压力。在这样的压力之下,有将近60%的家长都对未来感到"十分悲观"或"比较悲观"(图10)。

一、广东省佛山市顺德区自闭症儿童情况调查报告

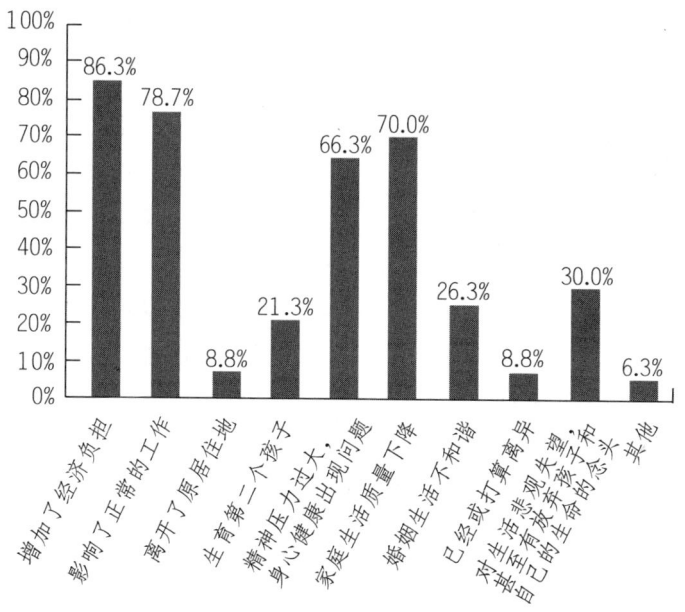

图9 自闭症对家长生活的影响

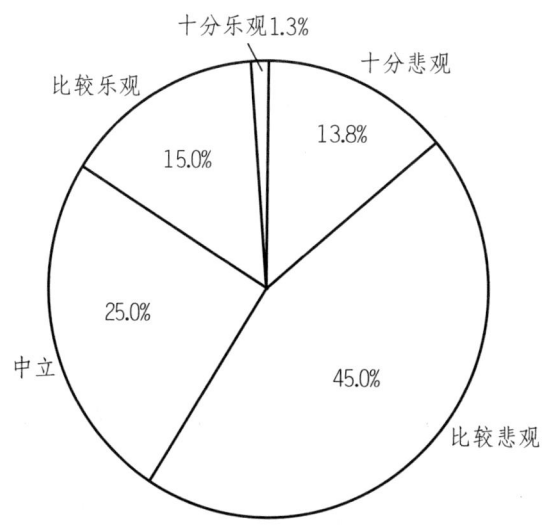

图10 自闭症儿童家长心态

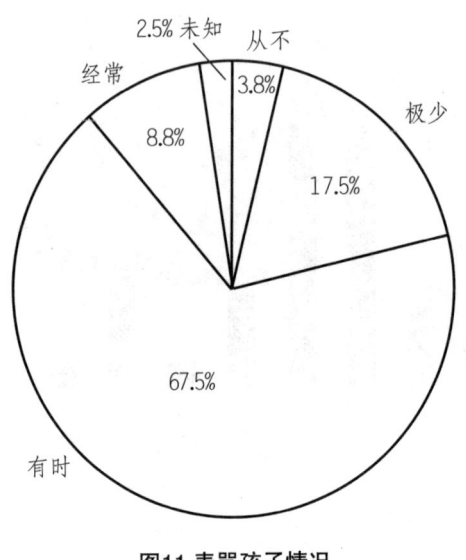

图11 责骂孩子情况

在问及"在与孩子的互动过程中,您是否曾责骂孩子"时,超过 3/4 的家长表示时常责骂孩子,仅 17.5% 的家长表示"极少"责骂孩子,3.8% 的家长表示自己"从不"责骂孩子(图11)。

在问及是否曾体罚孩子时,将近一半的家长表示时常体罚孩子,36.3% 的家长表示"极少"体罚孩子,10.0% 的家长表示自己"从不"体罚孩子(图12)。

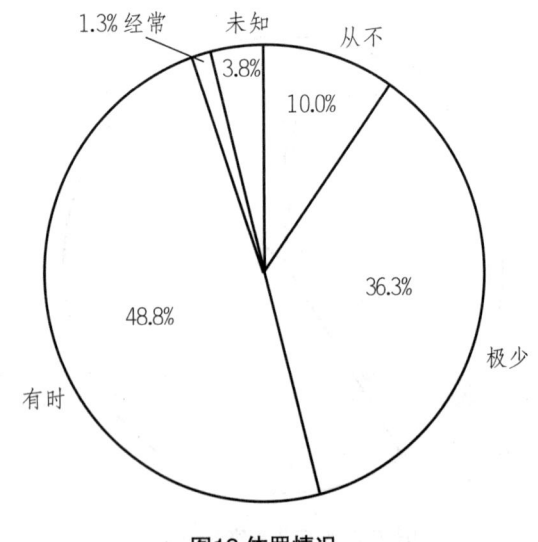

图12 体罚情况

调查显示，自身感知到的压力大小与对未来的态度、体罚孩子的频率有显著的相关性。进一步说，感知到的生活压力越大，对未来的态度就越悲观（r = -0.55），体罚孩子的频率越高（r = 0.32）。对未来的态度越悲观的家长责骂孩子的频率越高（r = -0.34）（表5）。

表5 家长心理压力、对未来态度与责骂、体罚孩子的关系

	M	SD	1	2	3
1. 感知到的压力	3.87	0.73	—		
2. 对未来的态度	2.48	0.95	-0.55**	—	
3. 责骂孩子	2.82	0.62	0.15	-0.34**	—
4. 体罚孩子	2.43	0.70	0.32**	-0.26	0.52**

注：$n=77$，**$p<0.01$

6. 外部需求

对于"面对媒体宣传、政府及社会组织的自闭症调查等，您是否愿意公开孩子的自闭症身份"，26.3%的受访者表示"愿意"，65.0%的受访者则表示"不愿意"。至于不愿意公开的原因，42.5%人选择"害怕孩子受到社会歧视"，30.0%的家长"害怕对孩子未来有影响"，21.3%的家长"自己害怕受到社会歧视"，还有12.5%选择"害怕孩子不能接受自己"（图13）。

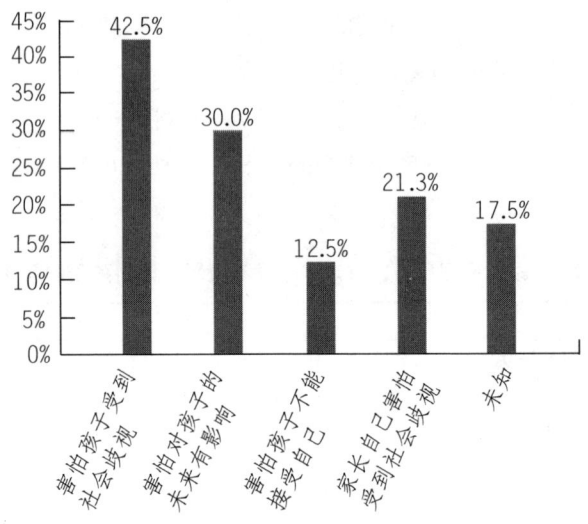

图13 不愿公开子女自闭症身份的原因

在问及是否曾因孩子的异常行为而在公共场所遭受歧视时，有将近九成的家长表示曾有此经验，从未遭受歧视的家长仅占8.8%（图14）。

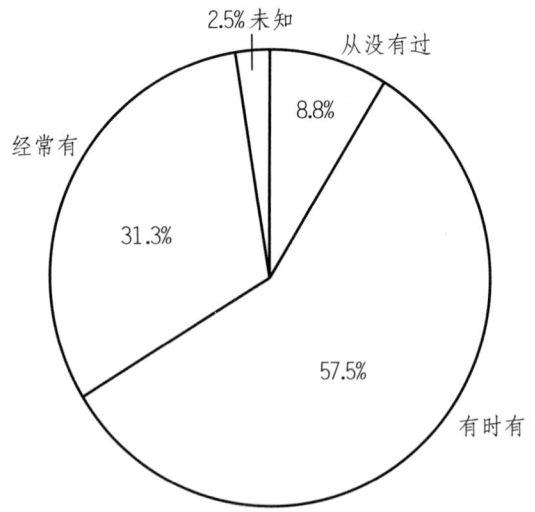

图14 在公共场所遭受歧视的情况

对于所需要的外部支持,选择最多的两项是"提供更多康复和医疗补助"(91.2%)和"设置更多自闭症儿童治疗和康复机构"(82.5%),"获得康复专家的应用型系统培训"(68.8%)、"咨询机构提供更多信息"(56.3%)、"完善早期发现及诊断体系"(55.0%)和"设立自闭症家长协会"(52.5%)也都得到超过半数家长的支持。在"其他"(8.8%)选项中,有家长提及希望孩子可以进入普通小学接受义务教育,也有家长提到"加强社会对自闭症儿童的了解"(图15)。

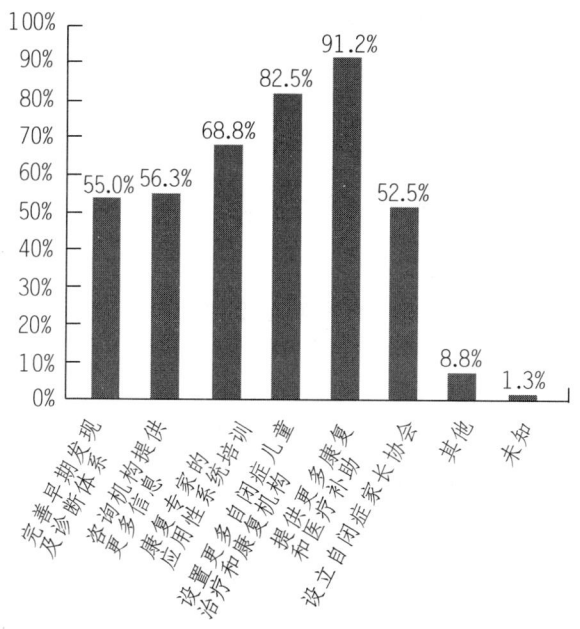

图15 家长的外部需求

当问及希望政府可以提供哪些帮助时,家长选择最多的是"经济支援"(92.5%),87.5%的家长认为"政府建立专业训练机构"很重要,"支持普通教育中的融合教育"(86.3%)位居第三,接下来依次是"甄选科学的理念和方法,避免家长陷入误区(67.5%)"、"舆论宣传,提高社会认知(57.5%)"(图16)。

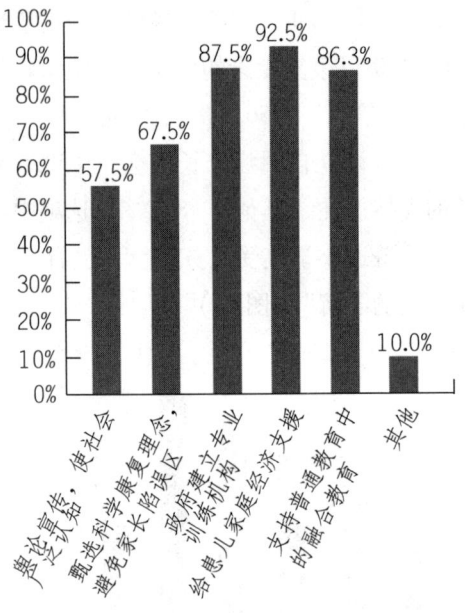

图 16 家长需要的外部支持

7. 经济需求

在所有 80 个受访家庭中,年收入以 1—3 万元的家庭最多,占全部受访家庭的 47.5%;3—5 万元的家庭次之,占 22.5%;5 万元以上的家庭占 12.5%,另有 17.5% 的受访者未回答此题(图 17)。

一、广东省佛山市顺德区自闭症儿童情况调查报告

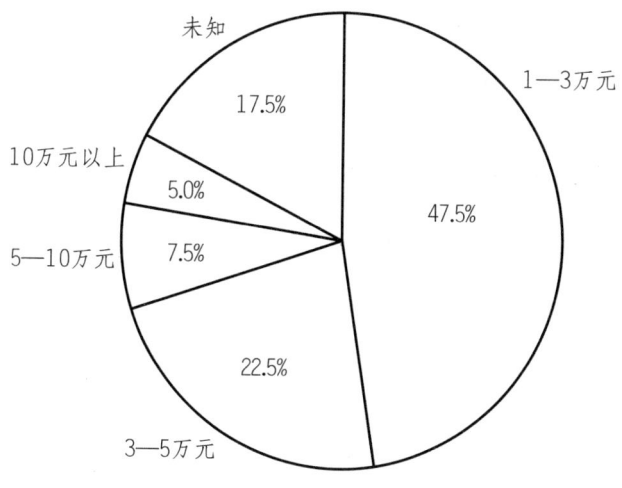

图17 自闭症家庭年收入分布

对于自闭症儿童一年康复训练所需费用,半数家长回答从2万元到5万元不等,13.8%的家长回答花费超过5万(图18)。

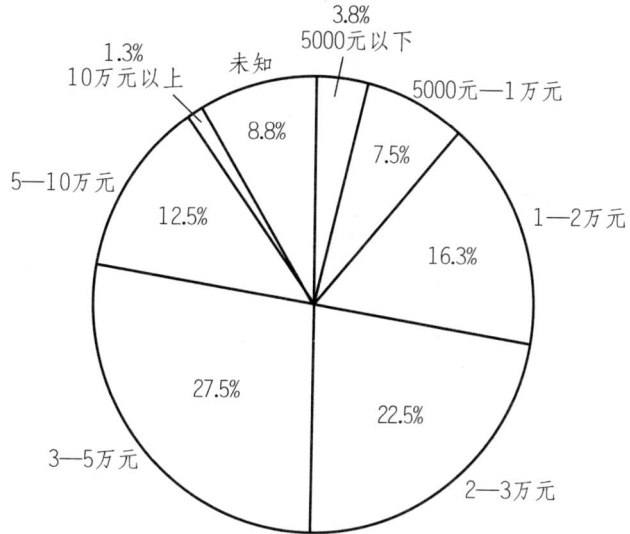

图18 自闭症家庭年康复花费

对于承担孩子康复训练所需的经济支出自我感知到的经济负担，超过半数（51.1%）的家长认为"负担很重，难以维持康复训练"，30.0%的家庭表示"负担较重，但能想办法克服"，15.6%的家庭认为"有些负担，问题不大"（图19）。

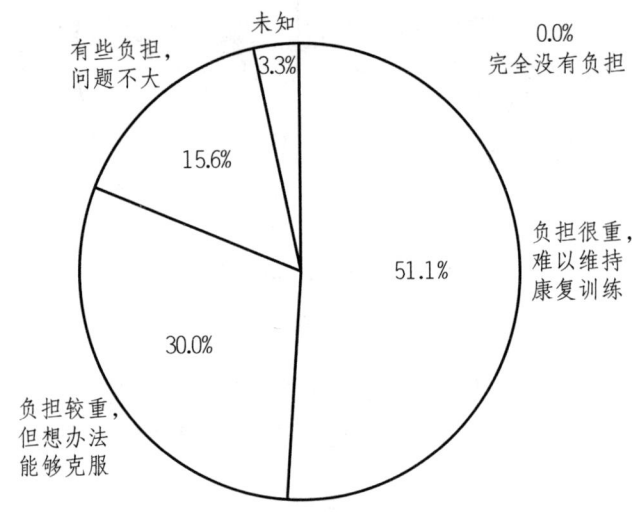

图19 自闭症家庭自我感知的经济负担

对于政府、残联、康复中心、基金会等提供的经济资助或补贴，64人表示接受过经济补贴，13人表示没有，3人未填答。就曾接受过政府或基金会补贴的家庭而言，每年平均接受补贴金额为17,234元。在访谈过程中，调研人员发现部分家长并不清楚自己接受政府补贴的状况，因此此题的回答情况可能与真实情况有一定出入。

（四）本研究的局限性

本次顺德区自闭症儿童情况调研工作的开展，在得到康复机构、学校、医院和家属的大力支持的同时，也遇到了一些困难，从而导致本次调研抽样存在一定偏差。原因如下：

第一，在调研过程中，课题组发现有较多非顺德籍自闭症儿童在区内康复中心接受康复训练服务，这类儿童的家属多是常年居住在顺德区。例如，截至2013年11月的数据显示，顺德区××康复服务中心有15名非顺德籍的自闭症儿童接受康复训练；在另一家自闭症康复中心目前（截至调查结束时）约有50名自闭症儿童，但是顺德籍自闭症儿童不足10人。本次调研对象仅限于顺德籍自闭症儿童情况，非顺德籍自闭症儿童情况不在调研范围之内。

第二，课题组成员在调研过程中发现，部分正在接受康复训练的儿童具有明显的自闭症特征，但由于医院将他们诊断为智力障碍或者精神发育迟缓，未诊断为自闭症，导致未能对这部分儿童进行调研。

第三，调研工作开始后，发现部分家属不清楚儿童是否有自闭症。他们并没有相关的诊断报告或者评估报告，只有儿童的残疾证，但是这些残疾证大多标注为智力残疾或精神残疾。《全国残疾人评定新标准》有六大类，分别是视力残疾标准、听力残疾标准、言语残疾标准、肢体残疾标准、智力残疾标准、精神残疾标准以及多重残疾。残疾证上未标明诊断症状，不能表明是什么原因致残，因此调研员未能对这类疑似儿童展开调研。另外，曾经就部分儿童的情况咨询专家或医生的意见，却未有进一步的诊断或评估，家属也不愿承认儿童有自闭症。对于这部分疑似自闭症儿童的家属，调研组也没有对其展开调研。

第四，经济需求调查可信度有待提高，原因详见前述。

（五）小　结

本研究针对在顺德区自闭症康复机构中进行康复训练的自闭症儿童家庭进行调研。本次调研包括六个部分，分别是父母及儿童基本信息、儿童药物治疗与康复训练情况、儿童教育情况、家长心理需求、家庭外部需求和经济需求。共收到有效问卷80份，结果发现：所调查的自闭症儿童家庭中，自闭症儿童的平均年龄为6.4岁，其中男女儿童比例约为4∶1。相较于对康复训练效果的肯定，绝大部分家长对药物治疗效果持否定或不确定的态度，或许这也是造成许多受访家庭的自闭症儿童并未接受药物治疗的原因。教育方面，目前大多数自闭症儿童在自闭症训练机构中接受教育和培训。在申请进入普通学校的过程中，相当一部分自闭症儿童遭受过拒收或退学对待。家长心理与经济需求方面，自闭症儿童的抚养影响家长的日常生活、造成家庭经济负担，多数家长感受到沉重的生活压力，甚至进一步对生活产生悲观和绝望情绪并反映在责骂与体罚小孩的行为上。此外，家长和自闭症儿童普遍有过遭受歧视的经历，希望得到来自社会的支持和理解。

二、顺德区自闭症儿童情况研究讨论

（一）医 疗

根据本次调查结果，大部分家长似乎并不认可药物治疗。仅有10.0%的儿童正在接受药物治疗，"没有接受药物治疗"或"曾接受药物治疗但已中止"的儿童占绝大部分（70.1%）。此外，有15.0%的家长对于药物治疗仍采取观望态度。对于药物治疗的效果，55.0%的家长表示不清楚或存疑，26.3%的家长对药物疗效持较负向的态度，仅有12.6%的家长认为药物治疗对自闭症儿童有明显效果。

由于自闭症成因尚不明确，目前还没有针对性治疗的药物。某些非典型性抗精神病药可以改善自闭症的某些状况，但其适用范围比较狭窄，并且通常伴有一定的副作用。在针对自闭症儿童使用的药物这一问题上，医学界也存在着激烈的争议。有专家认为，针对自闭症儿童的某些症状如躁狂、情绪不稳定，使用一些已经被临床证实较为安全、有效的精神病类药物利大于弊。而本次调研显示，目前采取药物治疗手段的自闭症儿童数量较少，大部分家长保持观望或对药效持否定态度。

相对于对药物治疗的怀疑态度，康复中心提供的康复治疗得到了大部分家长的认可。由于问卷填答过程都是在儿童接受康复训练的中心进行的，因此几乎所有受访家庭都在为孩子进行康复训练。所有受访者中，86.3%的家庭选择坚持进行康复训练，81.3%的家长对于康复治疗效果持正向看法。例如，有家长表示"经过近五个月的康复训练，明显有很大的进步，比如说话、认识等方面提高很快，但在逻辑思维，与别人交往、交谈方面还需要努力提高，所以还要在该中心继续接受训练和学习"（为了方便读者阅读，本书在不影响原意的情况下，将家长部分访谈用语、标点做了修正）。这一调查结果与国内其他调查结果比较一致（如：吕从超，2008）。

然而，应该客观地指出，尽管本研究显示，家长对康复治疗的效果持比较积极的态度，但对于康复训练的效果不应过分夸大。本调查并未涉及康复训练的真正效果，家长认为康复训练效果显著，究竟是源于康复训练的真正效果，还是随着时间推移孩子的情况发生了变化，或者是诸如父母教育等其他因素在起作用，又或者根本就是父母的心理暗示令他们看到所谓的"进步"，这些都不得而知。而根据以往研究并结合一些医疗和教育界专家的意见，普遍的看法是，只有将康复训练、医疗药物和教育三者有机结合，才是最佳的自闭症儿童培养方案。

自闭症儿童从婴儿期开始就会表现出一些典型的特征，例如对人际互动反应淡漠、对人类面孔缺乏兴趣。在幼儿早期，自闭症儿童会表现出人际依恋功能的明显欠缺，语言发展落后或完全缺乏语言能力。随着自闭症诊断标准的不断明确、诊断手段和方法的更新，目前已经可以对三岁以前的儿童进行诊断。针对自闭症的康复训练进行得越早，康复效果越理想。

（二）教　育

本次调查情况显示，接受全日制小学或幼儿园教育的儿童仅占调查总数的30.0%，其余绝大部分儿童只能在自闭症康复机构中接受康复训练。至于是否尝试过为孩子报名参加普通幼儿园或小学的问题，家长反映尝试给孩子报名参与普通教育，但遭受拒绝的情况十分普遍。35.0%的家长表示曾被拒绝过1—2次，6.3%被拒绝过3—4次，有5.0%的家长表示孩子在报名普通幼儿园或小学时曾遭受5次以上的拒绝。仅有15.0%的儿童正在普通幼儿园或小学读书，22.5%的儿童曾被劝退过1—2次，6.3%被劝退过3—4次，另有17.5%自愿退学在家。

关于在普通幼儿园或小学学习的自闭症儿童的适应情况，从学校、教师、同学和其他家长等几个维度考察家长的满意度，结果显示，多数自闭症儿童家长对于学校、教师和同学对自闭症儿童的接纳态度感到满意，但是对教师于自闭症知识的了解、教师因材施教及其他家长对自闭症儿童的接纳态度感到不甚满意。

从以上调查结果可知，从自闭症儿童进入校园的那一刻起，家长就得为孩子的教育问题战战兢兢。由于自闭症儿童存在着异于常人的知觉、情绪、语言、社交特点，当遇到不了解自闭症特征的教师、不能接纳这群特殊儿童的同学和家长，即使在普通学校随班就读，他们也很可能是随班"混"读、随班"凑"读，最终不仅可能无法达到预期的教育目标，甚至是另一个梦魇的开始。

以幼儿园为例，目前顺德区大部分教育机构并不了解也不愿接纳自闭症幼儿。某接收自闭症儿童的教育机构要求，必须家长陪读。目前顺德区以接纳智力残疾、视听残疾和肢体残疾为主的特殊学校并未配备具备自闭症康复知识的特教教师，也没有针对自闭症儿童开设课程，因此这些特殊学校也不接纳自闭症儿童。吕从超（2008）对在天津市启智学校就读的自闭症儿童进行调查研究，发现经过一个学期的特殊教育，在启智学校就读的自闭症儿童的言语智力、操作智力和总智商均无显著提高，不良行为无明显改善。研究者更进一步认为，"启智学校对于学龄阶段自闭症儿童的干预效果不佳"。

面对这样的情况，许多家长表达了自己对自闭症孩子的担忧、迷茫、焦虑甚至愤怒。兹将受访家长对孩子教育的想法摘录如下：

"觉得可以接纳孩子学习的地方太少。目前在顺德，孩子只有在小的时候，可以到康复中心进行康复训练；孩子大了，想让他去学校，学校不接收，想让他去特殊学校，学校说这里没有这方面的老师，不适合自闭症孩子的教育。"

"或者可以在特殊学校设立自闭症班。佛山某特殊学校开设自闭症班级已经有10年以上了，顺德是不是太落后呢？我也曾去过该学校报名，回复是顺德的人员不收，只收佛山的。"

"令人心酸的是，身边的几位8—16岁孩子的家长，多次向特殊学校申请，都无法让孩子进入学校就读。顺德特殊学校暂时是不接收自闭症学生的，我们这些青少年去哪里？"

"我儿子8岁了，没有学校接收。去顺德特殊学校报名，得到的回复是现在没开设自闭症班，无法接收你的儿子。在某康复机构，也没有全日制学班。我是陈村人，每天坐1小时的车到康复中心上3节课，其余时间孩子就留在家里。请问这样的孩子可以适应社会生活吗？"

"作为一个自闭症儿童的家长，特别是作为一个即将面临入小学问题的自闭症儿童的家长，我感到最急切的是孩子的出路怎样安排，哪些普通学校可以接收他们就读。社会的包容，学校的接纳，都是难事。希望政府把自闭症重视起来，因为这是一个很大的群体，所有自闭症孩子的家长都面临着小孩出路难的问题。政府应考虑建立自闭症的特殊学校，招纳更多专业的康复训练师，开设更多机构，完善到每个镇。力争在每个镇有一所定点的小学来开设资源教室，让自闭症小孩能在普通学校就读，并有特教老师辅助，令他们更好地融入环境中去。"

根据《广东省特殊教育提升计划（2014—2016年）》（以下简称《计划》）的要求，发展特殊教育是推进教育公平、实现教育现代化的重要内容，是坚持以人为本理念、弘扬人道主义精神的重要举措，是保障和改善民生、构建社会主义和谐社会的重要任务。针对这一现况，政府应鼓励普通学校为自闭症儿童提供"融合教育"的机会。近年来，随着融合教育理念在世界各地不断推广，我国也开展了一定的实践（邓猛，朱志勇，2007）。

所谓融合教育，是指让有特殊需要的儿童进入普通班级接受教育，通过最小限制环境，最大程度发挥其潜能，与普通儿童共同学习成长。由于融和教育能为在语言、行为与社交方面存在缺陷的自闭症儿童提供自然的社交环境、平等的教育机会，因此它被认为是理想的教育安置方式。当然，自闭症儿童的广泛性发展障碍给融合教育带来了巨大的挑战，因此有必要借鉴国外先进经验，发展可行、系统的服务策略。例如，鉴于家长普遍认为普通学校的教师缺乏自闭症的基本知识和教育培训，应在普通学校配备特殊教育专业教师，针对自闭症儿童的学业和社交技能的限制提供更多的支持服务和干预策略；在学校营造全员参与的融合教育氛围，鼓励学校的每一个人保持接纳和开放的态度，从学校行政人员、教师到同学、家长都要了解自闭症知识，建立友善、鼓励的环境。

另外，应大力提倡开设资源教室，使自闭症儿童大部分时间在普通班级中学习一般课程，部分时间在资源教室内接受资源教师的指导。这种安排可以使自闭症学生的潜能得到最大的发挥，缺陷在发展中得到补偿。因此，资源教室可视为普通教育与特殊教育之间的桥梁，是资源教师利用资源教室的设备与校内外一切可利用的资源为特殊学生和普通班教师提供服务与协助的地方，能使随班就读的学生在普通教育中享受到特殊教育的专业服务和支持。《计划》也指出，应"加强普通学校特殊教育资源教室、无障碍环境设施等建设，为残疾学生提供必要的学习和生活便利。加强工作指导和管理，促进残疾儿童少年随班就读工作规范化、制度化"。针对认知或行为功能相对落后的自闭症儿童，应考虑在普通学校开设专门的自闭症班级，配备具备专业知识的教师进行教学和康复训练，尽可能使自闭症儿童最大程度地发挥其潜能。

对于此方面的问题，也有家长提出了类似的观点。例如：

"希望政府带头推行融合教育，让普通幼儿园、小学每个班能进1—3个自闭症小孩，一个班能备一个特教老师。只要机构与幼儿园配合好，可以让一部分程度好的小孩接受最好的教育。幼儿园接收自闭症小孩，需要有一定特教经验的老师（很多学校都没有，只有一所机关幼儿园有）。"

"入学后也担心学校没有相对应的政策，老师对自闭症没有足够的理解和认识。希望政府部门能加强老师的专业培训，推广融合教育，实行随班就读政策，使自闭症儿童在主流教育中轻松接受教育。"

"希望入读的班级能配备一些有资质的老师，给予这一类型的小朋友更多的关心和帮助，让这些小朋友顺利地融入班集体中。"

另外，顺德区容桂街道星愿自闭症康复中心调研报告（2013）显示，该自闭症康复中心已经连续两年与当地某小学利用暑期时间合作开设自闭症衔接班。2013年，该衔接班从当地两家幼儿园招募到13名正常幼儿参与衔接班，与中心的15名自闭症儿童一同经历为期两周的融合课程。根据家长和老师的反馈，此次衔接班取得了较好的成效。在随班就读机制成熟之前，采取类似的试验性举措也未尝不是有益的尝试。

（三）社区/家庭

不论是刚刚得知孩子患有自闭症还是长期陪伴自闭症儿童，整个家庭都面临着巨大的压力和挑战。对于自身感知的压力与对未来的看法，将近74%的家长感受到很大压力，甚至压力大到难以承受；将近60%的家长对未来感到悲观。至于压力的来源，可以从"自闭症孩子对生活的影响"一题的回答中得到初步了解。本研究显示，家庭中的自闭症孩子主要导致："增加了经济负担"（86.3%），"影响了正常工作"（78.8%），"家庭生活质量下降"（70.0%），"精神压力过大，身心健康出现问题"（66.3%），"对生活悲观失望，甚至有放弃孩子和自己生命的念头"（30.0%）等。更进一步的调查显示，超过3/4的自闭症儿童家长时常责骂孩子，另有将近一半的家长表示时常体罚孩子。根据相关研究的结果，在感知到过大压力的情况下，家长的情绪更为悲观；进而在压力过大、对生活感到悲观绝望的情况下，家长表现出更为频繁的责骂和体罚孩子的行为。

上述一系列数据都表明，自闭症儿童的父母面临着生活的严峻挑战。这与以往国外的研究结果十分一致。国外研究也认为，自闭症儿童的父母所承受的压力显著高于其他类型残疾儿童的父母。他们更容易感受到抑郁，遭受婚姻危机或社会隔绝等健康损害问题（Bitsika & Sharpley, 2004; Dunn et al., 2001）。而这些都提示我们的政府部门和相关从业者在关注自闭症儿童的同时，也要对整个家庭系统特别是父母的心理状况有所了解并提供支持。

本次调研的另一显著发现是，家长十分担心孩子因自闭症而遭受社会歧视。例如对于"面对媒体宣传、政府及社会组织的自闭症调查等,您是否愿意公开孩子的自闭症身份"这一题目,超过半数(65.0%)的受访者表示"不愿意"。至于不愿意公开的原因,选择答案依次为"害怕孩子受到社会歧视"(42.5%),"害怕对孩子未来有影响"(30.0%),家长"自己害怕受到社会歧视"(21.3%),以及"害怕孩子不能接受自己"(12.5%)。另外,在问及是否曾因孩子的异常行为而在公共场所遭受歧视时,87.3%的受访者表示曾有被歧视经验,从未遭受歧视的回答仅占8.8%。

普通民众对于"自闭症"的了解可能仅限于一些经典影视剧中的自闭症主人公形象。例如奥斯卡获奖影片《雨人》(1988)——这可能是中国观众对于自闭症的最初了解;再有就是近两年推出的电影《海洋天堂》(2010),这部电影描述了一个自闭症孩子的父亲含辛茹苦将孩子抚养成人的故事。然而,当所在社区、学校、公共场所真正出现一个自闭症孩子时,大部分人依然抱有好奇、窥探、惊讶、嘲笑、厌恶或恐惧心理,真正可以平等对待、包容、尊重,并非一件容易的事情。另外,相当一部分普通民众对于自闭症的成因抱有成见,认为是父母心理变态、虐待、冷漠才导致孩子患上自闭症。这些误解和偏见使得相当一部分父母讳言孩子的情况,而这种讳莫如深更加深了外界的误解和讹传。很多父母在是否要给孩子办理残疾证的问题上十分矛盾:一方面,办理残疾证可以带来一些经济方面的实在的好处;但另一方面,孩子从此贴上"残疾人"的标签,使父母既担心孩子心理压力大,也觉得自己在人前抬不起头。这些情况都说明,目前整体社会氛围对于自闭症的陌生、漠视、偏见和误解比比皆是,亟须建立一个更加友善、宽容、理解和支持的整体氛围。

（四）经济需求

对于经济需求的调查之所以放在本次调研的最后一部分，主要考虑是一般而言，在经济或家庭收入方面，受调查者态度都比较谨慎，不愿配合。到最后一部分再问这一敏感问题，可以让受访者在填答过程中逐渐了解调查的意义和目的，放下戒备心理，更加配合。而且，受访者可以选择是否填答，不愿回答的问题也可以弃答。

然而，经济需求确实是家长需求的第一位。本次调查结果显示，大部分自闭症儿童家庭的年收入在1—3万元，占全部受访家庭的47.5%；3—5万元的家庭次之，占22.5%。而对于自闭症儿童一年康复训练所需花费，大部分家长的回答介于1—10万之间。有将近80%的家长感到沉重的经济压力，其中有50%的家长可能因无法负担康复训练经费而中止训练。本次调查中，7.5%的父亲与32.5%的母亲都处于无职业状态，这更是加重了家庭的经济负担。诸如上述种种因素，自闭症儿童家长们渴望政府与民间企业能提供更多的经济辅助（92.4%）。

根据《顺德区残疾儿童康复救助暂行办法》及修订办法，目前户籍属于顺德区的家庭，每名残疾儿童每年最低可以申请2.4万元，每年审批一次。另外，根据"贫困智力残疾儿童抢救性康复项目"，成功申请者可获每人每年1.2万元补助。此外，康复中心成立的基金会亦是经济补贴来源之一。例如，某基金会资助，符合资格的申请者每人每月可获1,560元补助；另一家中心成立的基金会资助，符合资格的申请者每人每月可获200元或

500元补助；某自闭症关爱者协会，符合资格的申请者每人每月可获200元、400元、800元不等的补助。从上述信息可以看到，不论是顺德区政府还是民间非营利组织，都将经济援助自闭症儿童家庭作为重要任务。也有家长在问卷中写道："感谢政府、残联、服务中心在康复训练上的经济补助。这在很大程度上解决了训练的费用，为孩子的长期训练提供了保障。"但也需要注意一点，就是并非所有家庭都能够享受到所有这些补贴项目。例如"贫困智力残疾儿童抢救性康复项目"，成功申请者可获每人每年1.2万元补助，但这一项目有较严格的名额和申请条件限制，能够享受这一补贴的家庭数目有限。另外，顺德区现行补贴办法规定，受户籍限制，非顺德区户籍的家庭无法申请绝大部分补贴项目。

需要补充说明的是，针对经济需求的这一部分调查结果是否可以客观真实地反映整个顺德区的情况，还有待商榷。主要原因有如下几个方面：

第一，参与本次调查的对象大部分（约80%）是家庭社会经济地位较低的人群，其中相当一部分家庭在接受最低生活保障补贴。而相对高收入的家庭由于种种原因并未长期在康复中心接受训练，其需求无法得到了解。

第二，在计算年康复花费时，由于题目本身表述不够清晰，部分填答者将已经接受补贴的费用也计算在内，导致年康复花费结果偏高。

第三，从本次调查情况来看，许多家庭对于经济援助的来源和途径并不清楚，在回答问卷中关于"是否享受过政府、残联、服务中心、基金会等部门在康复训练上的经费资助或补贴？如果有，每年大约多少钱"这一问题时，有相当一部分家长填答有困难，或者不清楚自己享受的补贴有哪些，或者不清楚补贴的具体数额。

　　第四，填答者普遍具有的防御心理，特别是中国人"财不外露"的心理，导致有些家庭对经济和收入问题回答或者含糊其辞，或者倾向于在回答时有所保留。这也使得对真实情况的了解并不容易。

三、顺德区自闭症儿童服务发展建议

2014年2月,课题组成员前往香港,对自闭症服务的不同领域进行考察,并形成了《香港自闭症服务考察报告》(详见附录一)。课题组在对顺德自闭症儿童情况调研的基础上,结合香港考察调研的情况提出,自闭症儿童的成长与发展离不开医疗、教育、社会和家庭、政策4个范畴,并且这4个范畴是相互联结、相互协作的(图20)。

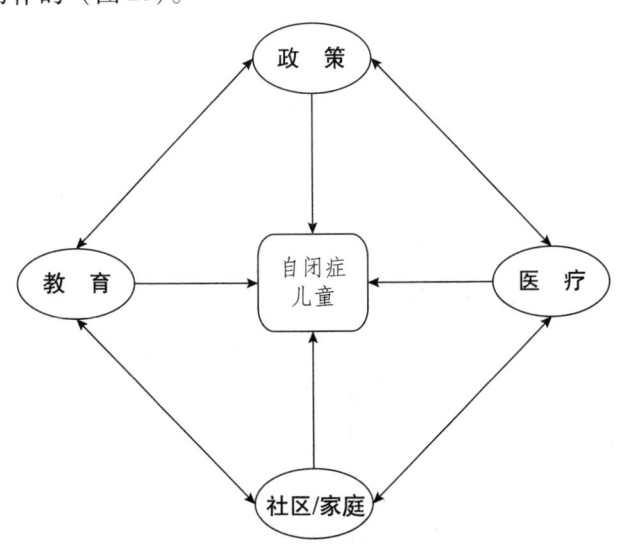

图20 自闭症服务协作图

这4个范畴的联结，是根据自闭症儿童成长和发展的需要提出的。因此，课题组就这4个范畴提出以下建议，以促进顺德区自闭症服务的发展。

（一）医　疗

1. 早期诊断与早期康复

由于对自闭症的认识的缺乏，一些儿童保健科医生在给幼儿检查时未能及时发现儿童存在的异常；家长对自闭症知识了解得更少。本次调查显示，大部分自闭症儿童的诊断都在3岁左右，但也有部分儿童到4岁多甚至更晚才被诊断出来。一些儿童甚至是上了幼儿园，因为与同龄儿童表现不相同，被建议到医院或康复中心接受检查，才确诊患有自闭症。这样，儿童被发现患有自闭症的年龄大大推迟了。因此，一位家长表示："希望能完善早期发现及诊断体系。如果不是小孩进入幼儿园上学后幼儿园老师的提醒，我们都不会知道自己的孩子患有自闭症。不能及早发现问题，就有可能错过最佳治疗时间，让自闭症孩子及其家长抱憾终身。如果在日常的幼儿保健体检时就能发现并提出相关建议，就可以让自闭症儿童及早得到康复治疗的机会。"

此外，由于对自闭症认知程度不足，许多专业人员或家长将自闭症儿童归类为智力落后。这样一来，有相当一部分自闭症儿童无法及时获得专业的康复治疗，从而错过了最佳干预阶段。如果能够加强对初级妇幼保健工作者的培训，对大众进行健康宣讲，就有可能使具有自闭症谱系障碍的儿童在 1 岁以内就被诊断出来。区内的儿童医院可以为院内出生的儿童建立个人健康档案，若有早产、低体重、黄疸等情况，儿童将会被送到高危儿管理中心。中心可以为新生儿提供一年 9 次的追踪服务，并为有需要的新生儿进行发育评估，从而有效地筛查出体弱、自闭症、语言落后等的儿童。因此，课题组认为有必要加大医院专业培训力度，加强对妇幼保健工作者、儿科医生等医护人员的相关教育和培训，提高前线医疗人员对自闭症和相关康复服务的认识，使他们协助残疾人士及其家人尽早获得适切的治疗和服务；对及早发现的自闭症个案尽早干预，提供适切的服务以降低学龄前自闭症儿童发展受阻的程度，协助其家人应对他们的特别需要。

2. 增强孕产妇优生优育意识

《中华人民共和国残疾人保障法》第十一条指出："应早发现、早诊断、早治疗。有计划地开展残疾预防工作，加强对残疾预防工作的领导，宣传、普及母婴保健和预防残疾的知识，建立健全出生缺陷预防和早期发现、早期治疗机制，针对遗传、疾病、药物、事故、灾害、环境污染和其他致残因素，组织和动员社会力量，采取措施，预防残疾的发生，减轻残疾程度。"本次调查显示，自闭症儿童被发现疑似或确诊的平均年龄为 2.7 岁，有一部分儿童甚至在 4 岁或更大的年龄时才被发现。自闭症干预越早效果越理想。自闭症儿童不像唐氏综合征或脑瘫儿童那样在出生时就能容易识别，但在 1 岁左右会较为明显地表现出某些特征，如眼神接触等。若母亲在喂养哺育期间能够发现端倪并及早确诊，儿童的康复介入将会收到更好的效果。因此，建议医疗卫生机构在孕前检查、产前培训时普及自闭症相关知识和宣传优生优育意识，增强孕产妇的产前保健意识，提高母亲对自闭症孩子的敏感性，以便及早及时发现自闭症儿童，尽早开始康复介入。

（二）教 育

1. 增加教育机会

本次调查发现，家长对于自闭症儿童教育机会的需求非常迫切，但目前顺德区能够为自闭症儿童提供的受教育机会却十分有限。《计划》指示："支持各地现有特殊教育学校扩大招生规模、增加招生类别，特别是要积极创造条件招收孤独症学生，尽量满足残疾儿童少年的入学要求。有条件的儿童福利机构和残疾人托养机构可设立特殊教育学校或特教班。"调查数据显示，超过50%的调查者提到孩子的教育问题，表示希望孩子能够接受学校教育，可以是特殊教育，也可以是融合教育。因此，政府在增加自闭症儿童服务方面的投入时，可通过购买服务的方式，增加学前特殊教育服务名额，让更多的自闭症儿童受惠，及早获得适切的服务，增加康复的机会。政府应带头鼓励特殊学校和主流学校收录自闭症学生或有自闭症征象的儿童，增加自闭症儿童获得教育的机会。政府应建设全区性自闭症特殊学校；扶持现有康复教育中心，促进康复教育中心自闭症康复教育训练服务的专业性发展，增加康复中心招收自闭症儿童名额；鼓励民间开办自闭症教育训练机构，力争覆盖到每个镇街。鼓励主流学校开设资源教室，力争在每个镇有一所定点小学开设资源教室，让自闭症儿童能在普通学校就读,并有特教老师的辅助,让他们更好地融入环境。针对在适应学习环境方面有较大困难的自闭症儿童,应考虑在普通学校或特殊学校开设专门的自闭症班级,配备具备专业知识的教师进行教学和康复训练,尽可能使自闭症儿童最大程度地发挥潜能。

2. 支持学校特殊教育发展,加强康复机构与主流学校的协作

由于行为表现的特殊性和个体的差异性,自闭症儿童在进入主流学校后,容易给人留下行为怪异、言语能力差、不能合适地表达情绪的印象,并且导致教师教学困难甚至学校管理困难,使得自己无法融入学校生活。当前,主流学校教师较少接触自闭症学生,在应对自闭症儿童的教学时容易遇到困难。因此,课题组提出以下建议:加强儿童康复中心与主流学校的协作,容许儿童康复中心在主流学校收录有自闭症征象的学生时为学校提供支援,提升自闭症学生融入主流教育的机会;就改善自闭症儿童服务与其所入读的主流小学进行协调,增加学龄残疾儿童入读主流学校和参与日常活动的机会。加强评估中心与学校的协作,定期为校内自闭症学生提供评估并提出教育建议,提升教师对每个自闭症学生的了解;适时将确实不适合接受主流教育的自闭症学生转介至特殊学校。及时发现自闭症学生的改变。加大对学校教师教育的支援力度,定期开展自闭症教学方法培训,提高教师在面对自闭症学生时的教学技能。

3. 发展融合教育，建设资源教室

自闭症儿童的广泛性发展障碍给融合教育带来巨大的挑战，因此有必要借鉴外地先进经验，发展可行、系统的服务策略。普遍来讲，家长都关注儿童接受教育的情况，特别是能否进入学校接受教育。针对自闭症儿童的学业和社交技能的限制，提供更多的支援服务和干预策略；在主流学校营造全员参与的融合教育氛围，鼓励主流学校的每一个人保持接纳和开放的态度，从学校行政人员、教师到同学、家长都要了解自闭症知识，建立友善、鼓励的环境。另外，应大力提倡开设资源教室，自闭症儿童大部分时间在普通班级中学习一般课程，部分时间在资源教室内接受资源教师的指导。这种安排可以使自闭症学生的潜能得到最大程度的发挥，缺陷在发展中得到补偿。因此，资源教室可视为普通教育与特殊教育之间的桥梁，是资源教师利用资源教室的设备与校内外一切可利用的资源为特殊学生和普通班教师提供服务与协助的地方，能使随班就读学生在普通教育中享受到特殊教育的专业服务和支持。

4. 加强师资培训

区内主流学校并没有配备特殊教育教师，而一般的教师缺乏关于自闭症的基本知识和教育培训。自闭症儿童在主流学校就读，教师必定面临挑战。因此，应加强师资训练，在师范学校加入有关特殊教育课程，让主流学校的教师能尽早认识自闭症，掌握相关的教学方法。加强特殊学校老师培训，配备足够人手，让特殊学校可以应对校内自闭症学生的特殊学习需要，让校方安心收录自闭症学生,也让自闭症儿童有接受特殊教育的机会。

另外,自闭症不同于其他精神类疾病,其康复训练的方法和手段也与一般智力障碍和精神类病患有所区别。特殊教育教师必须掌握针对自闭症儿童的特征设计的教学和训练方法,并进一步提供自闭症儿童个别化教育计划。

(三)社区/家庭

1. 重视为家长提供心理支持和心理辅导

自闭症儿童的家长广泛存在着焦虑、抑郁、悲观、自责和绝望情绪。调研显示,有超过七成的家长表示压力大。因此,家长的心理健康状况值得有关方面提高警惕。有家长在问卷中提及,希望"能给这些自闭症孩子的家长一些心理辅导,让他们以正常的心态对待自己的孩子,能正确地认知自闭症"。在关注自闭症儿童的同时,也应针对家长和家庭的健康适应问题提供相关服务。

面对应激事件,一个人通常会经历否认—愤怒—讨价还价—接受等四个阶段。得知子女患有自闭症,父母受到的打击可想而知。尽管随着时间的流逝,大部分受访家长都已经处于比较接受现实的状态,但最初得知这一消息时的震惊与痛苦仍旧如同昨日。建议家属资源中心提供家属互助支援服务,让自闭症儿童的家属以同路人的身份对其他家属进行心理疏导和支持,舒缓家属的心理压力。若家长长期处于拒绝接纳现实的自我防御状态,或者产生自责、愧疚感，又或者是由于长期压力导致对未来产生绝望心理，那么就需要专业人士提供更具针对性的个体或团体的心理辅导，通过深入的心理疏导帮助其客观看待现实，提升复原力，积极应对生活。因此，有关部门不应忽视自闭症儿童家长的心理需求。针对个别家长，应提供更深入的关心和帮助。可以通过聘请心理专家、开通心理热线等方式向有需要的家长敞开援助之门。

2. 鼓励扶植建立家长自助组织

课题组成员在2013年8月做了一项关于成立家属互助组织的调查，随机抽样调查了83名残疾儿童的家属，结果显示，超过90%的家长认为需要建设家属资源中心，超过80%的家长希望家属资源中心为其提供家长服务。因此，应通过康复教育机构和家属互助资源中心，持续为自闭症儿童家长举办家长教育活动，提供他们所需的支持；认同家长/家属的优势和力量，确立自闭症儿童家长组织的"社会资本"角色。家属互助资源中心以残疾人家庭为服务对象，促进家属发挥他们在家庭中的角色和功能，协助家属积极面对在照顾残疾人士方面遇到的压力与困难，促进、推动家属相互交流与互助。家属互助资源中心的服务发展方向是建设和发展残疾人家属的自助互助能力。建立家长自助组织，一方面可以让所有自闭症儿童的家长有一个交流的平台。不论是教育方式、治疗康复信息的互相分享，还是情绪方面的互相支持，都可以在这一交流平台上分享。通过倾诉、讨论、研究，有相似境遇、想法的家长可以发现普遍性，产生共鸣，缓解压力，重拾对生活的信心。另一方面，通过信息的交换，家长也可以获得更多指导和意见。

更重要的是，通过自助组织，家长可以发掘自身的潜力，依靠集体的力量进行更好的诉求表达，争取更多的权利和关注。在这一方面，香港的学前弱能儿童家长会的经验十分值得借鉴。该组织成立于1986年，现在已经发展成为有10个分区、由1,866个家庭组成的家长会组织。他们有专人负责筹款、管理、组织、宣传，并不定期举行各种交流、出游、慈善晚宴、会议等活动。经过长期不懈的努力，他们甚至成功地为香港的自闭症和其他弱能儿童争取到了多项公共权益。这些成就也使家长看到了自身的贡献和意义，令他们对生活更加充满热情。

此外，相关政府部门应与自助组织会面，就自助组织的发展方向交换意见，增加自闭症儿童家长和自闭症人士在制定相关政策、服务规划与提供方面的参与；支持和促进自闭症儿童家长和自闭症人士自助组织的发展，为这些组织提供以计划为本的财政支持或向慈善基金推荐，使这些组织可推行为会员提供适切服务的计划。

3. 提高自闭症儿童家长的育儿技能

从调查中得知，相当一部分家长迫切希望获得更多关于如何培养和教育自闭症子女的知识。在2013年，由政府举办的针对儿童康复技能训练的课程或专题讲座就有6次，每次均有超过100人参加。根据培训后对家长的访谈，85%的家长希望能够多举办、多参加专题讲座，提升居家育儿技能。因此，政府和有关部门可以组织更有针对性的培训和讲座，向家长宣讲自闭症儿童的教养和康复知识，例如目前被广泛认为可以提高自闭症人士能力的应用行为分析干预方案、语言和交流干预方案、社交能力干预方案等。另一方面，可以借助图书、网络、手机报、手机应用程序等媒介向家长宣传有效的教育和抚养技巧。针对自闭症儿童父母长期心理压力大、情绪压抑、有苦难言的需求，可邀请专家提供心理保健知识讲座，例如如何自我疏减压力、如何表达情绪、如何更接纳生活和积极应对生活中遇到的问题等。

结合传统媒体、新型媒体两方面，宣传儿童自闭症的知识、儿童自闭症服务发展的状况，提高社区对自闭症的了解和认识，为家长传达最新讯息，创设较为宽松、包容的社区环境，让自闭症儿童能够在宽松的社区环境中成长，获得平等的发展机会。

4. 提供"喘息服务"，建设托养机构

一年三百六十五天、每天二十四小时照料自闭症子女的父母，迫切需要一个"喘息"的机会，可以让他们暂时脱离生活的重负，关照自己的生活和内心需求。而且，对于一个自闭症儿童而言，诸多症状和缺陷将伴随终生。这也是让许多家长感到迷茫和焦虑的问题：在自己年老甚至离世后，又有谁可以照顾他们的孩子？例如一位家长谈道："最迫切得到的帮助是：希望政府能设立一个抚养、托养、康复甚至能终生托养孩子的单位，我愿意付钱，只要让孩子过得好就可以了。孤儿有福利院接收，我希望自闭症的孩子也有一个单位统一安排起来。特别是父母伤亡的孩子，更加需要帮助。"但目前国内针对成人自闭症人士的政策依然一片空白。根据国际已有经验，自闭症人士的托养可以采取三种形式，一是大型托养机构，机构同时具备医疗、康复、娱乐等服务和设施，由专门工作人员照看自闭症人士；二是居家养护，社工提供上门服务，每天定时上门照看自闭症儿童；第三种是机构托养和居家养护相结合（马玲玲，2011）。

根据顺德区现有实际情况，可以重点推进居家和机构托养相

结合的形式。例如提供"喘息服务",由有经验和专业技能的社区志愿者或义工组织提供日间托养、居家护理、上门康复等服务,让家长可以暂时将孩子托管在相关地点,以使长期照顾自闭症儿童的家长在精神上和体力上得到一个喘息放松的机会。

在顺德,目前残疾人士的庇护工场正处于萌芽阶段,还没有专门针对自闭症人士建立的庇护工场和辅助性就业的工作岗位。许多家长忧心孩子的出路在哪里、孩子能否融入社会。在另一项针对社区人士的调查中,课题组随机调查了 655 名社区人士,其中 43% 的被调查者认为自闭症儿童未来不能独立生活,需要亲属照顾。因此,建议为一些具备潜在就业能力的自闭症人士建立更多庇护工场,设立辅助性就业的工作岗位;或由政府部门提供残障补贴,鼓励各方面机构为自闭症人士提供就业机会,令他们可以更好地回归并融入社会。

5. 社区宣传与教育

《中国残疾人事业"十二五"发展纲要》配套实施方案之十六《残疾人事业宣传文化工作"十二五"实施方案》提出,依托公共媒体,广泛深入宣传人道主义思想和现代文明社会的残疾人观,增强社会公众扶弱助残意识,提升残疾人事业社会影响力,推出系列反映人道主义思想、反映残疾人事业的文章、书籍、音像制品和公益广告。

课题组在社区随机抽样进行的 772 份问卷调研中,在问及"您是否了解自闭症"时,8% 的社区人士表示非常了解;43% 的社区人士表示有一些了解;30% 的社区人士表示听说过,但不了解;3.8% 的社区人士表示没有听说过。由此可见,自闭症存在于我们的周围,但并不为人所熟识。而在被问及"您认为自闭孩子的康复需要政府哪些帮助"时，55.6%的被调查者表示需要加大社区的宣传。建议推广共融活动，让更多社区人士认识和接纳残疾儿童和他们家人的需要；持续开展公众教育，让有特殊需要的儿童（包括自闭症儿童）得以融入校园和社会；政府和有关部门有必要通过张贴宣传海报、发放传单、知识手册、举办公益活动、筹款活动等形式更广泛地向社会宣传和普及自闭症的相关知识，通过公众教育加强市民对一些重要的公共健康问题和残疾状况的认识，促使他们尽早采取预防、鉴定和治疗的措施。利用"世界自闭症日"和"助残日"等特别时间点广泛宣传，提高公众对自闭症人士的了解和关注，倡导社会的包容和接纳。

（四）政　策

1. 政府角色

首先，在自闭症儿童服务发展工作中，以推动儿童的康复教育服务发展为主。政府在政策的引导和推动上至关重要。顺德区残疾人联合会一直致力于推动区内残疾人事业的发展，维护残疾人的权益，促进社会理解、尊重、关心、帮助残疾人。如在政策的指导上，以残疾人个体为对象，制定了《顺德区残疾儿童康复补助办法》和2013年的修订办法，在自闭症康复、训练、托养方面给予财政上的极大支持。此项政策的落实，可以解决300名残疾儿童在以上方面的困难。

其次，残联发挥着推动机构建设的作用。目前，区内共有3

家康复教育机构为自闭症儿童提供康复教育服务。而自闭症服务的发展并不局限于康复教育机构,还包括托养机构、社区康复机构、职业训练机构等。但是这些自闭症服务机构的发展有赖于政府的帮扶。残联在帮扶机构时可以采用梯级式的扶持形式,从完善机构设施建设、减免场地租赁费用以及提供日常运作扶持资金等方面,推动自闭症服务机构的发展。

第三,在自闭症儿童服务的发展上,康复教育是目前最有效的服务内容。因此,关键在于发展康复教育服务。调研报告显示,自闭症儿童的教育状况堪忧。发展融合教育是一个长期的过程,需要政府教育部门的支持和推动。由于自闭症儿童自身的特征,探讨自闭症儿童的教育将会是一个深远的课题。

第四,家长培训。报告指出,在教育孩子时,大部分家长曾经体罚孩子,不能掌握居家的照顾技巧。家长培训以居家照顾技能为主,促使家长提升居家照顾技巧,从而减轻家长的照顾压力。目前顺德区在家长培训的师资资源上并不充裕。家长参加培训,由于背景、学历、经验、年龄等不同,培训的效果往往有所差异。因此,在开展家长培训时,可以定期邀请专家,理论和实践相结合,开展不同专题的培训。对积极参与培训并有较大提高的家长,可实施奖励和嘉许的措施,鼓励家长参与培训。

第五,社会宣传教育。报告指出,仅有 8.8% 的家长表示未曾受过社会歧视。这一结果表明,对于自闭症,大部分社会人士仍然不了解,并且不接纳这些儿童。因此,在社会宣传教育上,应着重宣传和普及自闭症的基本知识。同时,也应积极促使自闭症儿童融入社区,参与社区活动,促进社区人士与自闭症人士的相互了解。

第六,在政府各部门的联动上,除了发挥残联自身的职能外,应联动和发挥妇联的保障儿童权益功能,财政部门的公共服务支持功能,教育部门的支援发展特殊教育和融合教育的职责,以及社会保障部门推动自闭症儿童社工服务发展的职责。

2. 成立协作小组和建立转介机制

自闭症儿童的发现—诊断—评估—康复—教育—融入社区,涉及医疗、教育、社区和家庭等多个系统,也需要多个系统相互配合和支持。建议相关政府部门加强协作,借鉴香港经验,建立由政府主导的全区自闭症儿童发展转介机制。以政府为主导,成立协作小组,发挥教育、医疗卫生、社区康复的联合作用,通过儿童评估中心、医院、学校、康复中心及社会福利机构展开跨界合作,形成儿童转介机制(图21)。

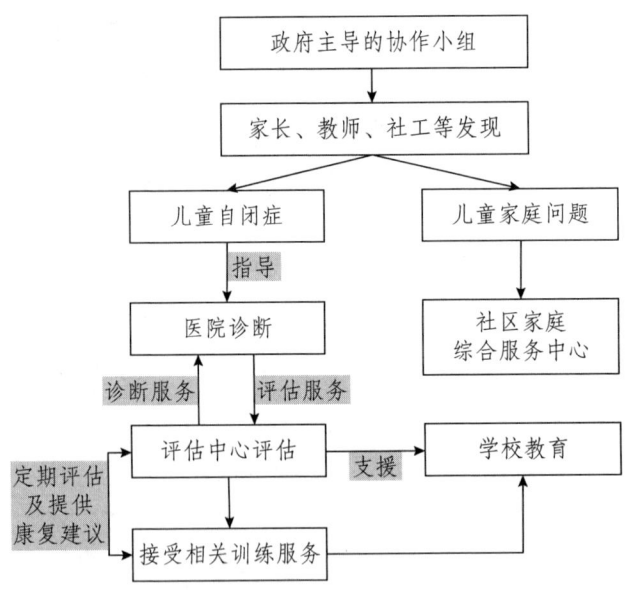

图21 转介机制流程图

通过儿童发展转介机制,鉴定儿童发展状况,从而安置不同发展状况的儿童,将不同发展状况的儿童转介至合适的康复教育训练服务,达到以下目的:尽早识别和处理自闭症儿童及家庭,提供支持转介服务,整合社区的资源,使儿童得到适时及适切的治疗和训练服务;对转介后的儿童和家庭持续跟进,保证儿童和家庭获得合适的服务。

3. 支持评估中心的发展

从《香港自闭症服务考察报告》(详见附录一)中不难看出,香港自闭症服务有一个较为完善的评估体系,能够通过评估服务识别不同发展状况的儿童,从而为儿童安排有针对性的服务。目前,在顺德自闭症服务发展中,大家对评估作用的认识不深。因此,自闭症评估服务方面存在较大的发展空间。而评估与医疗上的诊断不同。医疗的诊断往往是断症,判断儿童是否具有自闭症特征、是否是自闭症,而不会对儿童的发展状况、能力水平以及情绪行为表现做出较具体的评价。评估则是通过较为客观、特定的方法、步骤,量度儿童发展状况或情绪行为表现,发现儿童所获得的发展状况、能力水平、情绪行为表现等,从而为制定儿童康复训练目标提供依据。可以这样说,诊断是告诉我们儿童需要接受医疗康复的介入,评估则可以告诉我们需要接受什么样的介入。因此,经过评估,能够较为客观地获悉儿童发展状况,并能够在康复教育上有目的、有针对性地为儿童提供训练项目;同时也能够为不同发展状况、不同能力的儿童制订科学的个别化教学计划,提高康复教育的效果。

建立和发展儿童评估中心,正好可以与医疗临床诊断相结合。医院可以诊断儿童患有自闭症,但是不能判断儿童的发展状况如何。儿童发展评估中心通过为儿童提供评估服务，详细评估儿童的发展状况和能力水平，根据评估结果给出康复训练目标和建议，使儿童在接受康复和训练时具有针对性、目的性和效能性，从而提高康复训练的效果，并可通过教育及训练服务提升儿童的学习能力，提升儿童在学校教育中的表现。对于残疾儿童，则通过转介服务，促使儿童接受适当的康复训练服务。同时，评估中心应发挥其教育支援的作用，提供到校服务，支援学校教师，定期为教师提供教学建议。在推广融合教育的大环境下，教师需要对自闭症儿童获得基本的认识，需要把握自闭症儿童的基本教学方法，资源教室需要根据自闭症儿童的发展状况和特点提供教育支援的作用。这些能直接促使自闭症儿童融入主流学校，接受学校的教育。

  根据康复教育机构提供的服务流程资料，康复教育机构在接收自闭症儿童后，甚少对自闭症儿童的能力进行详细的评估，而是直接就为儿童开展康复教育训练。目前，国内还没有一套完整的评估自闭症儿童的工具。这样，在对每一个自闭症儿童的能力发展状况进行预估以及制定自闭症儿童康复教育方案时，就存在不少困难。建议强化评估中心地位，发展评估中心的核心服务——评估服务，结合评估报告，提供适合儿童的教育训练服务。同时，为教师在儿童教学方面提供合适的意见，为学校提供资源教学服务。例如，定期在学校开展师资培训，提高教师对自闭症的认识，掌握自闭症儿童的教学方法；建设自闭症儿童的资源教室，从而为接受教育的儿童提供学业支援服务，为学校提供教育资源服务等。

4. 建立早期筛查、早期预防、早期介入体系

政府相关部门应将自闭症的早期筛查工作纳入公共卫生服务体系的范畴，以期尽早发现问题，尽早采取相应的干预手段。政府相关部门应鼓励和支持医院建设儿童早期筛查、早期预防以及早期介入体系，建立儿童健康卫生档案，定期对新生儿童的发展状况做跟踪和检查，有问题及早介入。政府应支持医院对自闭症进行医学上的研究，努力在自闭症医学研究上做出突破，寻找适合的治疗方案，积极推广和运用最新的医疗研究成果。

促进保健康复一体化的建设。自闭症儿童的康复，需要医疗保健与康复训练相互结合，才能达到较佳效果。因此，在自闭症儿童的介入问题上，应积极配合医学上的治疗方案，同时结合康复训练。政府应促进医院与康复训练中心相互协作，医疗保健与康复训练双管齐下，达到康复的最佳效果。

5. 发展自闭症儿童教育

政府应鼓励普通学校为自闭症儿童提供融合教育的机会。近年来，随着融合教育理念在世界各地不断推广，我国也开展了一定的实践（邓猛，朱志勇，2007）。所谓融合教育，是指让有特殊需要的儿童进入普通班级接受教育，通过最小限制环境，最大程度发挥其潜能，让有特殊需要的儿童与普通儿童共同学习成长。《广东省儿童发展规划（2011—2020年)》中提到，"保障残疾儿童接受义务教育，到2020年，适龄残疾儿童入学率达到97%以上"。顺德区仅有1所特殊学校，合共能够为适龄残疾儿童提供约400个学位，每年能收录新生约50名。对于目前区内残

疾儿童的教育需求来说，这是远远不够的。因此，大多数自闭症儿童目前唯有选择在康复教育机构接受非正规的、零散的教育训练。寻求和发展特殊教育的模式，能够直接回应残疾儿童的需要。由于融合教育能为在语言、行为与社交方面存在缺陷的自闭症儿童提供自然的社交环境、平等的教育机会，因此它被认为是理想的教育安置方式。

（1）提升康复教育机构教师师资水平，实施职业认证制度

康复教育机构的师资水平和训练质量，直接影响自闭症儿童的康复速度和效果。但是目前国内并没有规范的、专门从事自闭症师资培训的机构和课程，也没有任教资格认证机制，导致康复机构的从业人员素质参差不齐。以顺德区在2014年3月举办的自闭症康复训练师资格认证培训班的学员资料为例，40%的学员为高中或中专学历，最高学历为本科学历，且仅占21%。在大专或以上学历的学员中，超过85%的学员为非特殊教育专业毕业。这意味着，从事自闭症康复教育行业的教师，大部分没有接受过系统的特殊教育训练。顺德高校还没有开设特殊教育的课程，全广东省目前也只有4所高校开设了特殊教育专业。这表明，特殊教育高校毕业生相当少。建议在本土高校开设特殊教育专业，为特殊教育教师队伍提供足够的专业人才，也为顺德区未来残疾儿童康复提供足够的专业人才储备。政府应尽早出台统一的特殊教学和从业资格标准，规范该行业的教学和服务，引导其健康发展。目前，针对特教教师相关知识经验不足的情况，应加强教师的内部和外部培训。例如内部培训，可以由经验丰富的年长教师对机构内教师进行培训，或邀请相关领域专业人士、其他单位的资深教师等对机构内教师进行培训，并进行定期交流。另外，也可以

派出教师广泛参与国内外相关培训、研讨会等交流活动,并将先进经验带回机构分享。《计划》针对教师培训的问题提出了意见:"加强特殊教育教师培训工作,把特殊教育教师培训纳入广东省'强师工程',并在经费投入上予以倾斜。采取集中培训和远程培训相结合的方式,省市县分别负责对特殊教育巡回指导教师、特殊教育学校教师以及普通学校、儿童福利机构、残疾儿童康复教育机构从事特殊教育的教师实施全员培训。省负责组织开展特殊教育学校校长和骨干教师培训工作,各地可依托高等学校、特殊教育学校建设特殊教育教师培训基地,开展特殊教育教师培训,提高培训的专业性和针对性。"

(2) 提高康复机构教师工资和福利待遇

特教工作本身压力大、工资低、要求高、难以带来成就感等因素,导致特教教师离职率非常高。工资和福利待遇的优劣不但影响从业者的生活,更影响从业人员的工作动力和主动性。工作本身就十分辛苦,充满挑战,如果再令默默付出、愿意在这一行业奉献青春的特教工作者感到工资太低,付出和回报不成比例,那么又如何保证对自闭症儿童的服务和教育质量呢?"希望政府在补助自闭症家庭训练费的基础上,也补助一下训练机构,特别是在老师的工资与学习两方面,以留住优秀的特教老师,提高工作积极性。"调研组在前期与康复机构进行访谈调研时,发现所有的康复机构在提到管理困难时,都会提及教师工资待遇低以及教师人才流失的情况。由区内康复教育机构提供的特殊教师工资待遇资料显示,大学毕业、刚入职的教师,基本工资仅为 2,500 元;随着工龄增加,教师工资为 3,000—4,000 元。在康复训练机构的教师往往因为待遇问题而选择离开特殊教育行业,加剧了行业内人才紧缺的问题。因此,建议政府在财政上支持康复训练机构提高教师工资和福利待遇；鼓励教师接受继续教育培训，并提供继续教育培训优惠政策；相关政府部门制定民间特殊教育教师工资待遇指导性文件。

(3) 提高学校教师的师资培训

在提倡融合教育的大环境下，越来越多的自闭症儿童进入普通学校接受教育。但是，由于自闭症儿童的特点，在教学方式方法上，他们与一般学生又有不同。因此，教师在教学教育上需要了解自闭症儿童的特点，采用适合自闭症儿童的教学方式和方法，才能让儿童更好地接受学校教育。目前开展的自闭症康复教育培训课程大多是对康复机构内的教师进行培训，没有针对学校教师开展的特殊教育培训及相关课程。《计划》提到："各地应按照《广东省特殊教育学校教职员编制标准暂行办法》（粤机编办〔2008〕109号），为特殊教育学校、普通教育和儿童福利机构及残疾儿童康复教育机构附设特教班、开展随班就读和送教上门的普通学校配齐配足教职工，确保学生正常开展教学和管理工作。""完善特殊教育师资培训体系。加强特殊教育教师培养力度，扩大特殊教育专业招生和培养规模，优化特殊教育人才培养布局结构和类别结构。"在开展普通学校师资培训时，可提供自闭症儿童的培训课程，让教师接受一定课时的培训。有条件的学校可培养1—2名特殊教育教师，专门针对特殊学生（含自闭症学生）开展教育教学活动。通过评估中心的学校支援服务，设置片区的资源教室，以一个资源教室支援地区的学校，为自闭症儿童的学业提供支援，也定期为教师的教学提供培训和讲座，为教师的教学提供指导建议。

6. 社区和家庭

（1）持续提升对自闭症儿童家庭的经济资助

为自闭症儿童提供长期、持续性的康复训练，是提升其社交与沟通能力的重要途径。由于自闭症至今尚未被列入国家财政补助范围，对多数经济能力一般的自闭症家庭而言，康复支出是一笔相当大的开销。当相对高额的康复费用成为巨大的经济负担时，很可能出现"因病致贫"的现象。特别值得一提的是，自闭症儿童的特殊性，导致他们大多缺乏社交和沟通能力，以致影响到他们的生活自理能力，甚至有个别儿童因情绪上的障碍而出现自伤自残行为。为了照顾孩子，很多家长不得不放弃工作，全职在家陪护孩子。正如调查资料所显示的，大部分家长表示最希望也最需要的是经济上的支持。而事实上，自闭症儿童的康复将会是伴随他们一生的事。在国家将自闭症纳入社保范围之前，此一经济支持工作有赖于政府有关部门、残联和社会基金会组织等单位通力合作，给予自闭症家庭更广泛和更大力度的经济支持。政府应鼓励家长发挥自身优势和能力，成立自助式家长会，同时在家长会组织的成立和发展过程中提供必要的支持和保障。《计划》提到，"切实保障特殊教育学校正常运转。提高义务教育阶段残疾学生生均公用经费标准，对特殊教育学校智力残疾、孤独症、脑瘫及多重残疾学生，按不低于普通学生生均公用经费标准10倍拨付经费"，"对普通学校、儿童福利机构、残疾人托养机构辐射特教班学生，按不低于普通学生生均公用标准5倍且每年不低于6,000元的标准拨付经费"。这样，残疾儿童若获得接受教育的机会，费用基本可由财政拨付。

(2) 建立健全信息与支持服务系统

在顺德建立一个统一的平台，如由政府牵头的官方网站或者实体机构。建立这一信息与支援服务系统的目的，一方面是为自闭症儿童和家庭奔走、呼吁，争取得到社会更广泛的关注和支持；另一方面是向自闭症儿童家长宣讲自闭症教育和康复方法，同时提供法律、经济援助咨询等服务。调研组赴香港考察调研发现，香港的自闭症服务主要是通过政府常设的康复服务系统来提供的；而在台湾，关于身心障碍学生的服务主要也是通过政府设置的服务系统来提供的。《计划》中提到："建设广东省特殊教育资源库和特殊信息管理系统，促进优质特殊教育资源共享。各地要加强特殊教育信息化软硬件建设，实施特殊教育的学校要根据残疾学生的特点开展信息技术教育，大力推进信息技术在教学过程中的应用，提高残疾学生运用信息技术的能力。"通过建设特殊信息系统，可以掌握自闭症儿童的数据以及儿童的生活教育状况，以此跟踪自闭症儿童的生活及发展状况，从而为自闭症儿童提供相应的服务。

四、总　结

　　顺德区自闭症儿童情况研究课题组在 5 个月的时间里，展开了调研顺德区自闭症儿童情况和考察香港自闭症服务两项活动。从 2013 年 11 月到 2014 年 1 月，课题组开展了顺德区自闭症儿童情况的调研。在调研过程中，通过与顺德区内和佛山其他地区的自闭症康复服务机构、医院、学校等合作，运用问卷调研方式，抽样调研了 80 个顺德区的自闭症儿童家庭情况，分别从父母及儿童基本信息、儿童药物治疗与康复训练情况、儿童教育情况、家长心理需求、家庭外部需求和经济需求这六个部分展开调研。通过整理和分析调研数据，呈现出顺德区自闭症儿童家庭的情况，并分别从父母及儿童基本信息、儿童药物治疗与康复训练情况、儿童教育情况、家长心理需求、家庭外部需求和经济需求这六个部分提出讨论，完成了课题的《顺德区自闭症儿童情况调查报告》部分。

　　经过前期 3 个月对顺德区自闭症情况的实地调研，课题组发现顺德区自闭症儿童服务近年来在不断发展完善。从政府层面到社会民间团体，都在不断地发现自闭症服务的社会需要，并因应社会需要展开服务。在《顺德区自闭症儿童情况调查报告》中，课题组发觉顺德区自闭症服务已走在地区的前面，人们也不断地意识到对社会康复服务的需要。然而，课题组也发现自闭症服务存在很大的社会需求，自闭症服务仍有很大的发展空间。顺德自闭症服务的发展不能夜郎自大、闭门造车。"路漫漫其修远兮，吾将上下而求索"，顺德区自闭症服务要走漫漫长路，就需要顺德人发挥固有的推陈出新的精神和海纳百川的胸怀。

结合本次课题的研究目标——寻求良好的发展途径、提出合理的服务建议，课题组在2月底前往香港，进行为期3天的考察。放眼彼岸香港，其康复服务已有40余年的发展历史，自闭症列入康复服务范畴可以追溯到1995年。经过几十年的行业发展，香港现在已经具有较为全面的康复体系，取得了较大的服务成就。此次香港之行，课题组成员以真诚和谦虚的态度与香港同行们进行了交流，考察的机构包括香港学前弱能儿童家长会、香港耀能协会、协康会、东华三院徐展堂学校、香港教育学院特殊学习需要学童中心、香港关顾自闭联盟、卓新力量等。这些机构的服务范围涉及评估服务、转介服务、早期介入、教育服务以及自助组织等等。课题组分别与香港自闭症服务的心理学家、教育学家、从业员、家长及自闭症人士进行了交流，感到获益良多。组员们深深地感受到香港自闭症服务的细致、从业员的敬业精神、社区的自我觉醒精神，以及多元文化的相互包容与碰撞。在香港考察报告中，通过了解与认识香港自闭症服务的发展历史、借鉴香港服务发展经验、反思和结合顺德本土自闭症服务经验，课题组分别从教育、医疗、社区/家庭以及政策四个方面提出有针对性的服务发展建议，在完成本次课题的香港探索内容的同时促使本次研究结果更具前瞻性、参考性和创新性。

五、参考文献

1. American Psychiatric Association. (1994). *Diagnostic and statistical manual of mental disorders* (4th ed.). Washington, DC: Author.

2. American Psychiatric Association. (2013). *Diagnostic and statistical manual of mental disorders* (5th ed.). Washington, DC: Author.

3. Baron-Cohen S, Scott F. J., Allison C., Williams J., Bolton P., Matthews F. E., & Brayne, C. (2009). Prevalence of autism-spectrum conditions: UK school-based population study. *The British Journal of Psychiatry*, 194, 500—509. doi: 10.1192/bjp.bp.108.059345

4. Bitsika, V., & Sharpley, C. F. (2004). Stress, anxiety, and depression among parents of children with autism spectrum disorder. *Australian Journal of Guidance and Counselling*, 14 (2), 151—161.

5. Centers for Disease Control and Prevention (2014). Prevalence of autism spectrum disorders among children aged 8 years — Autism and developmental disability monitoring network, 11 sites, United States 2010. *Morbidity and Mortality Weekly Report Surveillance Sum-*

maries, 63（2），1—21.

6. Croen, L. A., Grether, J. K., Hoogstrate, J., & Selvin, S.（2002）. The changing prevalence of autism in California. *Journal of Autism & Developmental Disorders*, 32（3），207—215. doi：10. 1023/A：1015453830880

7. Dunn, M. E., Burbine, T., Bowers, C. A., Tantleff - Dunn, S.（2001）. Moderators of stress in parents of children with autism. *Community Mental Health Journal*, 37（1），39—52. doi：10. 1023/A：1026592305436

8. Hillman, J.（2006）. Supporting and treating families with children on the autistic spectrum：The unique role of the generalist psychologist. *Psychotherapy：Theory, Research, Practice, Training*, 43（3），349—358. doi：10. 1037/0033 - 3204. 43. 3. 349

9. Kanner, L.（1943）. Autistic disturbances of affective contact. *Nervous Child*, 2, 217 - 250.

10. Sun, X., Allison, C., Matthews, F. E., Sharp S. J., Auyeung B., Baron - Cohen, S., & Brayne, C.（2013）. Prevalence of autism in mainland China, Hong Kong and Taiwan：A systematic review and meta - analysis. *Molecular Autism*, 4（1）：7. doi：10. 1186/2040 - 2392 - 4 - 7

11. Thompson, T.（1984）. The examining magistrate for nature：a retrospective review of Claude Bernard's an introduction to the study of experimental medicine. *Journal of the Experimental Analysis of Behavior*, 2（41），211—216. doi：10. 1901/jeab. 1984. 41 - 211

12. 马玲玲（2011）. 孤独症儿童及家庭社会支持研究——以京津冀三地为例（硕士学位论文，南开大学），天津.

13. 中华医学会精神科分会编（2001）. 中国精神障碍分类

与诊断标准（第三版）．山东：山东科学技术出版社．

14. 王纯（2006）．自闭症儿童的感觉统合训练疗法研究．中国健康心理学杂志，5，511—514.

15. 尤娜，杨广学（2006）．自闭症诊断与干预研究综述．中国特殊教育，7，26—31.

16. 片成男，山本登志哉（1999）．儿童自闭症的历史、现状及其相关研究．心理发展与教育，1，49—52.

17. 邓猛，朱志勇（2007）．随班就读与融合教育：中西方特殊教育模式的比较．华中师范大学学报（人文与社会科学版），46（4），125—129.

18. 吕从超（2008）．天津市孤独症儿童康复现状及干预实验研究（硕士学位论文，天津医科大学），天津．

19. 刘晓明（2007）．孤独症儿童治疗方法概况．北京教育学院学报（自然科学版），2（2），15—17.

顺德区容桂街道星愿自闭症康复中心调研报告（2013）．未发表．

20. 俞蓉蓉、林良华、许丹、李晓、邱飞跃（2011）．我国儿童孤独症患病情况分析．中国妇幼保健，26，4563—4564.

21. 樊越波、揭晓锋、邹小兵（2008）．孤独症患病率回顾．中国儿童保健杂志，16（4），439—440.

附录一

香港自闭症服务情况调研报告

调研组成员于2014年2月到香港进行三天的调研活动,实地考察香港的自闭症服务机构及相关社会组织,如教育机构、学校、自闭症儿童训练机构、家长组织和自闭症人士自助组织等,走访相关专家和当事人。考察结束后汇总情况,以利顺德区在发展自闭症儿童服务时参考。(所调研的自闭症服务机构及相关社会组织的名字及其简介见附录五。)

香港目前推行的自闭症儿童服务,既有其特色或可取之处,亦有其不足或限制。下文先介绍香港康复服务的发展与其特色及自闭症儿童服务的概况,其后分别介绍自闭症评估和服务转介、早期干预、特殊教育、融合教育等服务及其优点与不足之处,同时介绍家长组织、自闭症人士自助组织和其他社会团体在自闭症儿童康复服务方面的参与,最后泛论香港的服务系统值得顺德区参考和反思的方向。

（一）香港康复服务的发展与其特色

香港康复服务发展，可以追溯到 20 世纪 70 年代初，至今已有近 50 年的发展历史，其间的重要事件可见表 6。

表 6　香港康复服务发展重要事件

年　份	重要事件	影响/意义
1976 年 7 月	香港政府发表康复政策绿皮书	香港第一份有关康复的政策文件。
1977 年	香港政府发表康复政策白皮书：《群策群力，协助弱能人士更生》	香港第一份康复计划方案，厘定了香港康复工作的目标、服务内容和未来发展方向。
1995 年	香港政府制定了第二份康复政策白皮书：《平等齐参与，展能创新天》	重申了政府持续发展康复服务的承诺，亦带领香港康复服务进入一个提倡残疾人士享有平等机会、全面融入社会的新纪元。
1995 年	香港立法局通过《残疾歧视条例》	保障残疾人士在就业、接受教育、住房和社会日常生活等各方面都能享有平等机会。
1997 年	香港立法局通过《精神健康条例》	为精神紊乱人士、智障人士以及他们的照顾者提供所需的法律保障。
1997 年	政府开始推行融合教育政策和《设计手册：无障碍的通道 1997》的新设计标准	创造条件，加大残疾人士融入社会的机会。

续 表

年 份	重要事件	影响/意义
20世纪90年代	残疾人士、长期病患者和家长自助组织开始出现并且迅速发展	为香港康复服务的发展增添了一份力量。
千禧年代	香港开始大力发展以社区为本的康复服务	居于社区的残疾人士和他们的家人能得到所需的照顾和支持。
2005年5月	香港政府成立的跨界别的工作小组发表《香港康复计划方案》	为康复服务的各个主要范畴建议了未来的发展路向和可达到的长短期指标，以及有助于达到各项长短期指标的建议和具体措施。这些具体措施为政府和非政府机构服务发展奠定了基础，亦为有志支持康复服务发展的私人机构和民间团体提供了参考。

2005年发表的《香港康复计划方案》对今后香港在二十一世纪康复服务方面的发展有着重要的指导作用。在方案中，香港政府重申香港康复服务发展的策略性方针为：

（1）推广跨界别协作，为残疾人士提供无障碍的环境和多元化的服务，以协助他们融入社群；

（2）加强残疾人士和他们的照顾者的能力，让他们成为能贡献社会的资本。

《方案》指出，香港康复政策的整体目标是通过推行全面而有效的措施，来预防残疾，发展残疾人士的体能、智能及融入社会能力，并且实现一个无障碍的实际环境，让他们在社交生活和成长方面均能达到全面参与和享有平等机会。主要服务范畴包括：预防、识别和鉴定，医疗康复，学前训练，教育服务，就业服务和职业训练，住宿服务，日间照顾和社区支援，自助组织的发展，无障碍的通道设施和交通，无障碍的信息及通讯科技应用，康体和文艺活动，公众教育等。

《方案》强调,有不同残疾状况的人士需要不同的康复服务,有同类残疾状况的人士亦会因个人的能力和处境而有不同的服务需要。所以,社会各界人士可本着"以人为本"的原则协力发展多元化的康复计划,针对个别人士的不同需要,促进残疾人士全面融入社会。

香港的康复服务由政府部门直接提供,或由政府以购买服务的方式提供资金给非营利机构来提供服务。除此之外,香港亦有为数不少的非营利机构和私人机构以自负盈亏的方式提供康复服务,当中包括评估、专业治疗、个人与小组训练以至住宿照顾等,为有需要的残疾人提供多样的选择。

(二) 自闭症人士康复服务

香港正式将自闭症列入需要康复服务的残疾类别,始于1995年的《康复政策白皮书》。《白皮书》确定了自闭症人士跟其他类别的残疾人士一样需要不同形式的康复服务,让自闭症人士跟其他人士一样,有同等的机会参与社会。《白皮书》虽然没有特别标识针对自闭症人士的特别需要而提供的康复服务,但整体而言,自闭症人士的服务需要主要在常设的政府提供或资助的康复服务当中得到满足。

2005年《香港康复计划方案》针对不同残疾状况的人士,建议不同的主要康复服务需要,供业界参考。《方案》认为自闭症人士所需的主要服务为:

(1) 识别和评估;

(2) 学前训练;

(3) 教育服务；
(4) 医疗康复；
(5) 日间照顾和社区支援；
(6) 就业服务和职业训练。

跟1995年的《康复政策白皮书》一样，《方案》在服务交付方面采取一贯的"融合"模式，自闭症人士的服务需要主要是在常设的政府提供或资助的康复服务当中得到满足。香港现有的由政府提供或资助的康复服务中，针对自闭症人士的状况而特设的服务主要是：（1）特殊幼儿中心为自闭症儿童而设的特别服务，（2）特殊学校的"特殊学校自闭症儿童辅导教学计划"，（3）医院管理局提供的儿童及青少年精神科服务。

另一方面，在香港亦有不少非营利机构和私人机构针对自闭症这个群体提供不同形式的服务，当中包括民办特殊学校和训练中心；亦有针对个别自闭症人士的独特状况而提供的专业治疗，如"感觉统合训练"、"言语治疗"、"社交游戏小组训练"等服务，可谓五花八门、花多眼乱。

由此可见，香港的自闭症服务主要是通过政府常设的康复服务系统来提供的，辅以私人市场的服务。换言之，香港的自闭症服务是处于一种类似以政府政策为主导、民间非营利机构（通过政府购买服务）交付服务为主体、私人市场作补充的状态，服务类型多元化，其中有不少以"多专业协作"的模式来推动，以满足自闭症人士在不同的年龄段和不同的病况下所需要的适切的康复服务，促进自闭症人士全面融入社会。

（三）评估自闭症

根据 2005 年的《香港康复计划方案》，自闭症在香港的康复服务体制中被视为一种发展障碍，很多患者同时兼有其他残疾。香港是根据世界卫生组织的《疾病分类法（第十版）》诊断儿童是否患有自闭症的，有关准则如下：
- 社交发展方面有本质上的障碍；
- 言语及非言语沟通上的障碍；
- 局限、重复及刻板的行为、兴趣和活动；
- 在 3 岁前显现的发展异常。

根据香港政府统计处 2009 年出版的《第 48 号专题报告书：残疾人士及长期病患者》，香港残疾人士总数达 438,300 人，其中自闭症 3,800 人（约占全港人口总数的 0.055%）。

1. 服务现况

在自闭症评估方面，香港主要是由精神科医生、临床心理学家和教育心理学家等三类专业人员来诊断儿童是否患有自闭症。当儿童被诊断为患有自闭症后，相关专业人员会进一步了解其对康复服务的需要，然后按现有的机制转介服务。香港为儿童提供评估服务的机构是儿童体能智力测验中心和特殊教育服务中心，母婴健康院也担当了早期识别的职责。

（1）母婴健康院

香港目前共有 31 家由卫生署营运的母婴健康院，为初生至 5

岁的儿童提供全面的健康推广和疾病预防服务，其中包括亲职教育计划、免疫注射计划以及健康和发展监察计划；同时推行新生婴儿听觉障碍普查计划、学前儿童发展监察服务和学童学习和行为障碍及早识别机制，借以及时发现和介入，防止儿童的身心及社交发展受到影响。这些服务都是免费提供的，具有香港市民身份的儿童和婴幼儿可以定期到就近的母婴健康院接受检查。当医生或健康护士留意到或怀疑儿童的发展有异常状况，儿童就会被转介到儿童体能智力测验中心做进一步的评估。有需要时，在获得儿童家长或监护人的同意后，会做服务转介，让儿童及早得到适切的早期训练，防止问题进一步恶化。

（2）儿童体能智力测验中心

香港共设有 8 个由卫生署或医院管理局营运的儿童体能智力测验中心，由儿科医生、公共卫生科护士、临床心理学家、社会工作者、言语治疗师、物理治疗师、职业治疗师、听力学家、视光师和视觉矫正师组成综合专业队伍，提供下列服务：

·为有发展问题的儿童提供全面的体能、心理和社交能力测验评估；

·在做出发展问题诊断后制订康复计划；

·在有需要时协助安排儿童接受适当的学前及在学训练、辅导和特殊教育；

·通过辅导、讲座和互助小组为家长及儿童提供初步支持。

儿童体能智力测验中心的评估服务流程图标如下。

登记
↓
初步会见
公共健康护士会见儿童，全面了解儿童的成长、智力、行为、社交及学习状况。
↓
新个案分析会议
评估组举行个案分析会议，制订进一步评估计划。
↓
专业评估
评估组会为儿童做专业评估，制订复康计划。
↓
转介及跟进
根据个别情况，评估组会为儿童安排合适的跟进，例如学校及训练转介、专科转介、短期训练、复诊等。

图22 儿童体能智力测验中心评估服务流程

儿童体能智力测验中心的服务对象是初生至6岁怀疑患有残疾或发展障碍的儿童。当怀疑患有自闭症的儿童经注册西医或心理学家转介后，家长可前往就近的儿童体能智力测验中心登记和预约。在收费方面，现时首次求诊费用港币100元整，其后每次复诊费用港币60元整；正在领取政府综合援助金（社会救济金）的家庭可以豁免费用。

（3）儿童身心全面发展服务

这项计划源自2005年特首施政报告，建议分阶段试行儿童发展先导计划。服务的最大特色是通过加强卫生署、医院管理局、教育局及社会福利署之间的沟通与合作，建立一套新的服务模式，为有需要的家长提供全面的支持服务，包括健康和教育活动，并为父母提供辅导。计划的一个组成部分，是让学前机构教师及早识别有健康、发展及行为问题的学前儿童,转介他们到所属地区的母婴健康院做评估并接受适时的支援。要达到这个目的,需要幼儿园/幼儿中心、母婴健康院及综合家庭服务中心/综合服务中心之间紧密联系,运用一套转介及回复制度(图23),使学前机构教师在发现有健康、发展及行为问题的学前儿童时,能及早转介他们,以便提供适时及适切的治疗和训练服务。

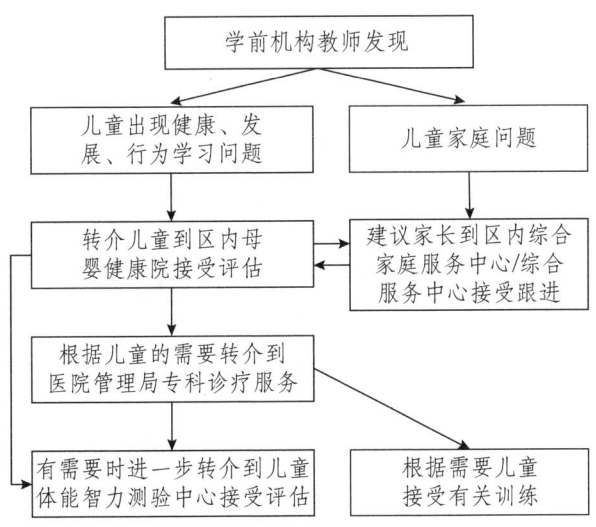

图23 儿童身心全面发展服务转介及回复制度

母婴健康院的医护人员在收到转介表格后,会依照下图的流程跟进:

填写转介表格

教育人员填写转介表格

传真表格

将表格传真到区内母婴健康院

安排会面时间

母婴健康院护士会打电话给家长安排会面日期（约一个月）

接受评估

家长于指定日期带儿童到母婴健康院接受评估
（家长带备儿童的学习报告、功课或有关资料）

正式回复

母婴健康院在评估后向幼儿园/幼儿中心做出正式的回复

图24 母婴健康院跟进转介流程

（4）教育局教育心理服务

教育局为怀疑有特殊教育需要的学生提供以学校为本（简称"校本"）的评估及支援服务。教育局设有两个特殊教育服务中心，为有需要的学生提供心理和学习评估；同时设计了教师观察问卷，用以协助主流学校教师及早在学童就读小学一年级时甄别出有特殊教育需要的学童。班主任怀疑学童有学习困难，经家长或监护人同意后，便会转介学童接受教育心理学家的评估。教育心理学家了解学生在学习、情绪及行为方面的需要，并建议学校及家长如何支持学生。学校亦会邀请家长、教育心理学家、学生支援主任及有关老师出席评估后的会议，向家长解释学生的评估结果，并一同商议支援方案。

2. 服务特色及限制

从上面的介绍可以看出，香港设有一套全方位的甄别和评估机制，能及早识别出有发展障碍或残疾的儿童（包括自闭症儿童），从而及早干预。同时，服务收费廉宜，甚至不收费，患儿不会因为金钱上的原因而延误诊断，错过康复的最好时机。

另一方面，自闭症是一个多层缺损的问题，需要多专业的协作。香港医疗界的习惯是必须有医生的初步诊断，其他辅助医疗服务和临床心理服务（智力测验）、职业治疗服务才可以跟进。但是，要看上专科医生也需要一段轮候时间。而且，整体而全面地评估儿童是否患有自闭症，要花上相当长的时间（约两年），而服务又跟评估结果挂钩。为了避免因为需要时间去确诊儿童是否患有自闭症而延误有需要的儿童获得服务，医生一般会用"宁纵勿枉"的方法，在初步诊断时稍为宽松，有时会凭经验（包括参考其他专业人士的观察报告）而不紧守严谨的方法来诊断，宁可在日后复诊的阶段再行仔细观察，做出判断。

（四）早期干预

与其他儿童相比，残疾儿童（包括自闭症儿童）的幼年迅速发展期对他们的日后发展很可能更为重要，因此学前服务在自闭症儿童服务中担当了一个重要角色。学前服务不但可减少缺损或残疾对儿童体能、社交或心理造成的负面影响，还可以尽量发挥儿童的发展潜能。香港为自闭症儿童提供的早期干预，主要是通过学前训练服务来体现的。

1. 服务现况

现时，政府为有需要的儿童提供全面的学前服务，这些服务包括：

（1）早期教育及训练中心

早期教育及训练中心为初生至 2 岁的残疾儿童以及年龄介于 2 岁至 6 岁之间而需要接受这项服务的残疾儿童，或正在轮候特殊幼儿中心服务的残疾儿童提供服务；年龄介于 2 岁至 6 岁之间的弱能儿童，若没有在同一时间内接受其他康复服务，也可接受早期教育及训练中心的服务，以得到日后融入主流教育的协助。

早期教育及训练中心服务的目标是通过提供支持和协助，帮助家长接纳、了解、照顾和训练残疾儿童，从而尽量提升他们的发展功能。服务特别注重残疾儿童家庭成员的角色，使幼儿能在家中接受最佳的训练和照顾。服务为残疾儿童及其家长设计个别化的训练计划，一方面可以及早激发幼儿的学习潜能；另一方面可以为他们的家长提供足够的支持，使他们能够训练和照顾残疾子女（包括自闭症儿童）。服务方式是家长或平时主要的照顾者陪同残疾儿童到中心接受训练，中心职员亦会进行家访，了解残疾儿童的家庭环境，弄清他们的成长问题，以便为他们制订训练计划，并给予足够的支持。

服务内容包括个别及/或小组训练、专业治疗、家长/家人训练和情绪支持、玩具图书借用等。参与这项服务的专业人员有特殊幼儿工作员、物理治疗师、职业治疗师、语言治疗师、社工等。目前的基本收费是每年港币 146 元。

（2）特殊幼儿中心

特殊幼儿中心为年龄介于 2 岁至 6 岁之间的中度和严重残疾儿童（包括自闭症儿童）提供服务。服务目的在于发展残疾儿童的基本体能和智力、感官功能、认知、沟通、社交和自我照顾的能力，以协助他们由学前教育顺利过渡至小学教育。有些特殊幼儿中心亦设有住宿设施，满足那些无家可归、被遗弃又或居住或家庭环境恶劣的残疾儿童的需要。

特殊幼儿中心服务对象是介于 2 岁至 6 岁之间，有下列任何一种发展障碍的儿童：

- 中度或严重弱智；
- 中度或严重肢体伤残；
- 失聪或严重至极度严重听障；
- 失明或严重至极度严重视障；
- 自闭症。

特殊幼儿中心提供一星期五天的全日服务，内容包括：

- 发展残疾儿童的体能、智能、语言、感官功能、自我照顾能力和社交技能；
- 提供辅助医疗服务，包括物理治疗、职业治疗和语言治疗；
- 为自闭症儿童而设的特别服务，以协助他们融入日常的活动。

特殊幼儿中心有为自闭症儿童设置的特别服务；中心提供额外的特殊幼儿工作员，为患有自闭症的儿童提供密集式的个别或小组训练。另外，中心有社工为自闭症儿童家长提供心理疏导和亲子教育服务。

在收费方面，目前特殊幼儿中心的服务费用是每月港币 354

元；住宿收费方面，五天服务的费用是每月港币 402 元，七天服务的费用是每月港币 534 元。

(3) 幼儿园暨幼儿中心兼收弱能儿童计划

"幼儿园暨幼儿中心兼收弱能儿童计划"为年龄介于 2 岁至 6 岁之间的轻度残疾儿童提供训练和照顾，安排他们在正常的环境中接受适合他们的个人教学计划，使他们得到平等的教育和受训机会，和一般儿童一样在体能、智能、情绪、社交和语言等各方面得到全面的发展；协助他们尽量融入学前环境，使他们日后有更大的机会融入主流教育。

幼儿园暨幼儿中心兼收弱能儿童计划的服务对象是 2 岁至 6 岁的有下列残疾情况的儿童：

- 轻度智障
- 身体有轻度残疾而行动没有严重问题
- 轻度或中度听障
- 弱视
- 有自闭症征象

服务提供方会尽量安排一般儿童和残疾儿童（包括有自闭症征象的儿童）融合相处，除了提供日常课程以外，亦为残疾儿童安排额外的个别训练课程，培养儿童参与小组活动的能力；同时提供个别辅导，协助儿童发展较为迟缓或学习有困难的地方，按他们的能力个别施教。

在收费方面，除了幼儿园暨幼儿中心的收费外，这项服务没有额外费用。

(4) 其他支持服务

除了教育和训练服务，职业治疗、物理治疗和言语治疗等也能加强残疾儿童（包括自闭症儿童）在日常生活中的独立能力，并能纠正他们身体上的障碍和防止健康情况恶化。目前，香港的早期教育及训练中心和特殊幼儿中心都提供职业治疗、物理治疗和言语治疗服务；至于幼儿园暨幼儿中心兼收弱能儿童计划，则由社会福利署的中央辅助医疗服务课负责提供职业治疗和物理治疗服务；言语治疗服务由政府资助非营利社会机构营运的地区言语治疗服务队提供。

与此同时，驻机构或社会福利署的临床心理学家负责为早期教育及训练中心、特殊幼儿中心和幼儿园暨幼儿中心兼收弱能儿童计划提供临床心理服务，包括评估残疾儿童（包括自闭症儿童）的心智功能以及制定各类训练课程，以激发这类儿童使其情绪及行为获得正常发展。

此外，家长/亲属资源中心为残疾儿童（包括自闭症儿童）的亲属提供各类支援服务；残疾幼儿暂托服务为家长和照顾者提供一个安全的地方暂时照顾他们的残疾幼儿，以便他们能抽空处理个人要务。家长可预先致电提供这项服务的早期教育及训练中心及特殊幼儿中心登记，亦可临时前往这些中心申请服务。如当日尚有余额，这些中心会立刻提供服务。目前，残疾幼儿暂托服务费用是：全日服务，港币 64 元；半日服务，港币 32 元；两小时服务，港币 16 元。

2. 服务转介

香港政府的社会福利署设立了康复服务中央转介系统（CRSRehab），管理各类残疾人士日间及住宿服务的轮候册（包括学前服务），以确保在转介程序及服务入住准则上有一致标准。所有日间及住宿服务的申请均须由社工转介往该系统做出登记。

康复服务中央转介系统接受家长为两岁以下的儿童预早登记轮候特早期教育及训练中心服务、特殊幼儿中心服务及幼儿园暨幼儿中心兼收弱能儿童计划服务。需要学前服务的儿童的家长（包括自闭症儿童的家长）可经由医务社会工作者或家庭个案工作者转介，或儿童体能智力测验中心、医院管理局属下医院儿科住院部/门诊医生、私人执业的儿科医生或临床心理学家转介至康复中央转介系统。有关申请不会收取任何费用。当有服务空缺时，只要这些儿童符合基本入读条件（包括年龄已届两岁），就能获得编配特殊幼儿中心服务或幼儿园暨幼儿中心兼收弱能儿童计划服务。

另一方面，康复服务中央转介系统会定期公布各项服务的轮候人次和该项服务最近收录个案的轮候时间。转介系统采用分区轮候的形式，因此家长在选择某一个分区轮候某项服务时能对轮候时间有所预算。

3. 特色及限制

总的来说，香港为自闭症儿童而设的学前服务相当全面，涵盖了学龄前所有阶段，有多专业的支持，而且在提供儿童训练的同时能兼顾家长工作，更重要的是服务主要是以政府购买服务的方式，由非营利的社会服务机构来营运，收费低廉合理，家长不会因为经济上不能负担而令儿童失去早期干预的机会。

同时，服务单位众多（根据 2011 年 7 月的数据，早期教育及训练中心服务单位有 40 个，服务名额 2423 个；特殊幼儿中心服务单位有 36 个，服务名额 1682 个；幼儿园暨幼儿中心兼收弱能儿童计划服务单位有 208 个，服务名额 1860 个）并且遍布各区，申请手续简便，特殊幼儿中心更有接送儿童服务，对家长和儿童来说相对方便。

表 7　香港早期干预服务单位数目和名额（2011 年 7 月）

	服务单位	服务名额
早期教育及训练中心	40	2423
特殊幼儿中心	36	1682
幼儿园暨幼儿中心兼收弱能儿童计划	208	1860

此外，学前服务机构在为自闭症儿童提供训练之外，过去十多年一直努力研发自闭症训练模式的本土化教材，同时为正在或有志从事自闭症儿童训练服务的专业人员及家长提供培训。例如协康会在"结构化教学法"本土化和训练人员培育方面的推广，研发的"自闭症儿童心理教育评核工具"、"自闭症儿童训练指南"、"自闭症儿童社会适应教材套"等自闭症儿童训练工具；香港耀能协会研发的"自闭症儿童社交行为量表"、"社交故事"教材、"自闭症儿童社交能力训练套"等，均能引进内地使用。

另一方面，香港学前服务的名额仍是僧多粥少，有服务需要的儿童要长时间轮候（见表 8）。根据 2011 年 5 月的数据，轮候早期教育及训练中心服务的有 3713 人，轮候特殊幼儿中心服务的有 1195 人，轮候幼儿园暨幼儿中心兼收弱能儿童计划服务的有 1524 人；轮候时间分别是早期教育及训练中心服务 1 年半至 2 年，特殊幼儿中心服务 1 年 3 个月至 1 年 10 个月，轮候幼儿园暨幼儿中心兼收弱能儿童计划服务 1 年至 2 年半。在轮候期间，不少家长选择社会非营利机构的自费服务或私人机构的服务，因而家长要承担额外的家庭开支。经济条件欠佳的家长只好耐心等待，儿童的康复亦可能因此而耽误。

表 8　香港早期干预服务轮候人数和轮候时间（2011 年 5 月）

	轮候人数	轮候时间
早期教育及训练中心	3713	1 年半至 2 年
特殊幼儿中心	1195	1 年 3 个月至 1 年 10 个月
幼儿园暨幼儿中心兼收弱能儿童计划	1524	1 年至 2 年半

（五）特殊教育

作为一个平等的社会，香港为有特殊教育需要的学童提供特殊教育，例如视障儿童、听障儿童、肢体伤残儿童、智障儿童、自闭症儿童等。有严重特殊教育需要或多重残疾的学童，教育局会根据专业人士的评估及建议以及家长的意愿，将其转介至特殊学校接受加强支援服务。其他有特殊教育需要的学童，则入读主流学校。

自闭症是一种脑部功能异常引致的发展障碍，患者在语言和社交发展、认知和学习方面，都有不同程度的障碍和异常情况。兼有智障的自闭症学生，又多了一重认知方面的障碍，故而有较大的学习困难。教育署从 1987 年起正式在轻度和中度弱智儿童学校推行"自闭症儿童辅导教学计划"，向评定为典型自闭症的学生和具有部分自闭症征象的学生提供支持，以照顾这两类学生的需要；自闭症学生须经有关专业人士评估及推荐，才可接受这项服务。

附录一 香港自闭症服务情况调研报告

1. 服务现况

现时,香港有60所政府资助的特殊学校。6岁及以上有特殊教育需要的儿童可享有免费和普及的基础教育。自闭症儿童若是兼有智障,经评估后就会按其智能安排到轻度或中度智障儿童学校就读;智障儿童学校每班学生人数是,轻度12人一班,中度10人一班,重度8人一班。香港所有政府资助特殊学校的小学及中学班级均为免费,有经济困难的住宿生还可申请减免住宿费。

目前,香港政府教育局向推行"特殊学校自闭症儿童辅导教学计划"的学校提供额外的辅导教师,辅导教师人数根据学校所取录的自闭症学生人数,按每名辅导教师负责12名自闭症学生的人手供应比例而定。学校除可获得加派辅导教师,还可获得教育局发放的开办津贴,以购置所需的家具、设备和教材。推行辅导教学计划的学校,有需要时可向教育局的督学、教育心理学家、言语治疗师及学校发展主任寻求专业支援,包括咨询专业意见及驻校心理辅导服务等。教育局会定期为参与辅导教学计划的教师举办研习工作坊和经验分享会,以加强他们对自闭症学生的认识,提高他们的辅导技巧。教师亦可借此机会交流心得,建立互相支持的网络。此外,教育局亦会与学校合作,共同探讨教学策略的成效或制作辅导教材。

2. 辅导教学的模式和重点

学校的特教老师可因应学生的需要、学习表现和教学活动性质,安排以下不同模式的辅导教学:

(1)个别辅导——为未能适应学校环境的初入学学生或那些

过度活跃及有情绪、行为问题的学生提供基本的学前技能训练，引发他们的学习动机，并培养良好的学习习惯；

（2）一对二辅导——重点训练学生听从指示的能力，当老师教导其中一位学生时，亦同时训练另一位学生自行学习或继续活动，以培养其单独学习和活动的能力及习惯；

（3）小组辅导——按学生的认知能力和学习需要分组，并设计合适的学习内容，安排校内外学习活动以加强学习的互动和趣味性；

（4）入班支援——与学生原属班别的老师进行协作教学，协助学生适应课堂上课的模式，鼓励他们融入课堂，与全班同学一起学习；

（5）跟进辅导——能主动参与原班学习的学生，应尽量让其留在原班上课，老师可安排他们参与辅导教学计划下的校内和校外活动，以加强他们所学到的沟通、社交和群处技能。

辅导重点是：

（1）沟通技巧训练——即语言和非语言理解及表达能力的训练，如学生未能运用口语，须先教导他们运用其他有效的沟通方法，例如图像、文字等；

（2）社交群处技巧训练——包括认识社交常规、建立正面的社交行为、改善与人相处的技巧、疏导情绪、减少行为问题的产生，例如学习遵守集体游戏的规则；

（3）独立生活技能训练——包括家居生活技能、社会生活技能、工作技能和休闲活动等。

3. 教学策略

目前教育和心理学方面的研究，仍未有一致的教学策略或方法，能全面解决自闭症学生学习上的困难，每种方法都有一定的成效和限制。因此，学校在推行"特殊学校自闭症儿童辅导教学计划"时，特教老师会视学生的情况，配合其学习特性和需要，衡量各种方法的利弊，融会运用，互补长短。

香港的特殊学校，一般会采用以下方法来帮助自闭症学生克服学习困难：

- 应用行为分析（Applied Behaviour Analysis，简称 ABA）
- 结构化教学模式，例如推行"自闭症及有相关沟通障碍儿童的治疗与教育"计划（简称 TEACCH）
- 视觉策略（Visual Strategies）

其他相关的教学方法有：

- 图片交换法（Picture Exchange Communication System，简称 PECS）
- 社交故事（Social Stories）
- 心智解读（Mind – read）
- 生活疗法（Daily Life Therapy）

此外，学校亦会采用其他的治疗或训练方法，包括：

- 感觉统合治疗（Sensory Integration）
- 音乐治疗（Music Therapy）
- 艺术治疗（Art Therapy）
- 游戏治疗（Play Therapy）

4. 服务特色

香港的"特殊学校自闭症儿童辅导教学计划"有以下特色：

（1）全校参与

学校生活的每一个环节，不论是课堂、小息、午膳或集会，都是学生学习的时机。为了使学习能有效地由教室伸延至校园各处，校内所有老师和其他职员都有责任配合，在各方面提供支援，使自闭症学生在兼容的学校大家庭中愉快、有效地学习。

（2）专业人员协作

专业人员互相协作，让学生能得到全面的支持和教育。至于具体的支援模式，则由学校根据本身的情况来安排。学校会委任专责人员，为支援工作制定目标和方向，统筹和协调校内专业人员（例如言语治疗师、教育心理学家、社工和学校护士等）的工作，使各方面的专才都能在学生辅导工作中发挥独特的功能。

（3）家校合作

自闭症学生在社交、沟通、自理等方面学到的技能，需要在家庭和生活环境中实践和应用；学校教导学生的策略若是得到家长的认同和支持，学生就会较易养成良好习惯，使训练事半功倍。故此，学校积极推动和促进家校（家长和学校）合作，引导家长确切认识子女的需要，鼓励他们参与教育子女的工作。

5. 其他支援

香港在自闭症学生特殊教育服务方面提供的其他支援有：

(1) 识别、评估及学位安排服务

根据卫生署和医院管理局的儿童体能智力测验中心以及其他专业的评估结果，有特殊教育需要的学童会获安排到合适类别的学校接受教育。

(2) 支援服务及额外资源

教统局为特殊学校提供相关的受训教师及专职医疗人员，让他们为学生提供适切的课程、康复服务及个别学习计划。

(3) 教师培训

教统局为特教老师提供特殊教育培训及安排，并举办工作坊、研讨会和分享会等活动，以加强特教老师的专业能力，帮助他们掌握更多有效的学习支持策略。教统局更为特教老师发展教学资源；又通过特殊学校暨资源中心、资源学校及专业发展学校，鼓励学校分享专业知识和教学技巧。

(4) 特殊教育资源中心

香港政府教育局为特教老师设立了一个特殊教育资源中心，为特殊教育工作者提供以下服务：

· 备有图书、教材套及电脑教育软件，可供阅览及参考；
· 提供多媒体器材，供教师制作教学软件；
· 提供场地让特殊教育工作者交流、分享教学经验；

·建立电子数据库,让教师分享网上教学资源;

·设有图书系统,方便教师通过互联网浏览本中心图书书目,并为中心会员提供图书预约和借阅服务。

特殊教育资源中心同时购置有多媒体器材、电脑软件及各类素材,供教师制作教材和教具。此外,中心亦选购和订阅了不少与特殊教育有关的图书及期刊,并搜集了校本课程设计,特教老师可以到中心阅览及参考。

(5) 公众/家长教育

教统局不时为有特殊教育需要的学童家长举办研讨会、工作坊、简报会及讲座,帮助他们认识子女的学习困难并传授辅导方法;又通过不同媒介及教统局网页,向家长宣传融合教育以及家校合作等理念。

(6) 跨界别合作

教统局会与有关政府部门、非政府机构、商界、业界的专家、学校人员以及家长合作,为有特殊教育需要的学童的评估、教育支援、离校安排及持续学习等做出适切安排。

(7) 离校安排

在学生离校前,特殊学校会把他们转介到职业训练局接受评估,以保证他们离校后获得适合的衔接,使他们能顺利过渡至其他机构接受培训,开始工作及成人生活。

6. 服务转介

现时，教育局除接纳公营诊所、医院和儿童体能智力测验中心转介的个案外，亦接纳精神科或儿科医生评估及转介的个案。教育局会为有特殊教育需要的儿童家长提供有关学位安排的专业意见，并根据个别儿童的需要转介入读特殊学校。

7. 服务限制

一直以来，康复界以至自闭症人士家长组织为自闭症人士的特殊教育的交付模式应该是"分流"还是"融合"而争议不休。目前，香港智障儿童学校收录的学生过半数是自闭症学童，这个情况相信也是当年发展"特殊学校自闭症儿童辅导教学计划"时意想不到的事。为了更有效地支援自闭症学生的特殊状况和学习需要，有些学校会安排自闭症学生集中在一个班，而班内学生人数相对较少（或采用较高的人手比例），以便处理自闭症学生的行为和情绪问题。但是政府提供的资源是固定的，学校的应变方法是减少智障班的人手比例（或将班内学生人数相对增多一点）。这种方法也许只是权宜之计，何况这样一来无形中给同校的智障学生带来了影响。另一方面，也有特殊学校将行为情绪方面问题不大的自闭症学生"融入"智障班，借以提升他们在社交方面的发展。

自闭症学生是一个相对独特的学习群体，问题相对广泛而且学生的个体性差异相对较大，教学方法和策略多，又各有很不一样的实践方法和针对性，故此对老师的专业要求相对较高。目前香港的特殊教育师资培训是一个广泛性的培训，自闭症学生教育只是其中的一个环节，不能提供足够的支持给老师，让老师能够应对在教导自闭症学生时遇到的困难和挑战。何况有些老师投身特殊教育之前未曾接受特殊教育方面的培训，他们只能寻求学校和同事的支持，边做边学。特殊教育工作上过大的压力，容易导致人才流失。

特殊学校要面对的另一个问题是自闭症学生的出路。目前香港的残疾人成人服务中，没有针对自闭症人士需要的支援服务。自闭症学生离校后如何去适应人生的新阶段，也是特殊学校要思考的问题。不少特殊学校的高中课程会增强实用性，重视社区实践，进行模拟情境学习（如公交、超市、餐馆）。但这个安排在课程中并非一定要有，而是有赖于个别学校领导的前瞻性。

（六）融合教育

在20世纪70年代以前，香港政府已经开始关注普通学校内有特殊教育需要学生的学习情况，并在校内为这些学生开办特别班（例如启导班），照顾他们的学习需要。当时的做法是把有特殊教育需要的学生安插在普通学习环境，但是以隔离式的方法为他们提供教育。到了20世纪90年代，香港政府开始建立融合的教育制度，让所有学生都有机会在主流学校中全面参与学习，鼓励学校以"全校参与"的模式支援有特殊教育需要的学生（包括自闭症学生）。现时，教育局持续为学校提供额外资源、专业支持和教师培训，同时优化有关政策及措施，以加强普通学校照顾有特殊教育需要学生的成效。在现行的特殊教育政策下，香港政府鼓励有特殊教育需要而能从普通学校获益的学生（包括自闭症学生）入读普通学校；至于有严重特殊教育需要或多重残疾的学童则宜入读特殊学校，以便接受加强支持服务。

1. 推动融合教育的五个基本原则

香港政府的教育局本着五个基本原则推动融合教育，协助有特殊教育需要的学生从学校生活中获益。这五个基本原则为：及早识别、及早支援、全校参与、家校合作和跨界别协作。

（1）全校参与

"全校参与"是香港融合教育服务的重要信念，目的是发动全体教职员营造一个共融的环境，以照顾所有学生的不同需要。学校可以适切地调适课程以配合不同的学习需要，通过教师的通力合作、互相支持以及专责人员的支援，采用多元化的教学技巧和辅助工具，调整评估方法，使学生能展示学习成效，再配合策略性组织学习小组、朋辈辅导，以照顾不同的学习需要，让所有学生均能受惠。全校一致的价值取向更是成功的关键。

（2）及早识别和及早支援

"及早识别"和"及早支援"对融合教育的成功具有非常重要的作用，因应学龄儿童的需要，香港已经发展了一套机制。首先，对于准备升读小一而已被评估为有特殊教育需要的学生，在取得家长同意后，教育局把他们的资料在新学年开始前转交到有关的小学，让学校尽早了解学生的特殊需要，并安排适切的支持。至于其他有学习困难的学生，教育局推行"及早识别和辅导有学习困难的小一学生计划"，由教师运用教育局提供的工具，在小一阶段将他们识别出来，并为他们安排辅导。若学生经辅导后学习进展仍不理想或有严重困难，便会由教育心理学家提供进一步的评估和支持，或转介到其他相关的专业人员处做评估和跟进。在环环紧扣的机制中，有特殊教育需要的学生会被识别出来，并尽早获得支援。

（3）家校合作

"家校合作"对支持有特殊教育需要的学生起着关键作用。教育局鼓励家长就其子女的特殊教育需要直接与学校沟通。家长若能积极配合教师的支援措施及策略，以一致的方法教导子女，就能发挥相辅相成的效用。教育局编制了《全校参与模式融合教育家长篇》，并把它上传至教育局网页，让家长了解识别及评估各类别特殊教育需要的程序、各种支持策略等资料。学校亦会设立有系统的恒常沟通机制，让家长知悉子女的特殊教育需要、参与制订支援计划、检视学习进展及支援成效等。例如在每学年的迎新日，由学生支援小组向新生和家长简介处理的技巧，以配合学校的支援服务；邀请家长出席个案会议，定期向家长汇报学生的学习进展等。

（4）跨界别协作

"跨界别协作"是通过多方面的配合和支持，加强专业交流，提升支援的效能，从而成功推行融合教育。教育局同时与大专院校共同研发评估工具及多元化的教学资源套，供教师和家长使用；亦为有需要的主流学校与特殊学校暨资源中心及资源学校建立网络，借助他们的专业知识和技巧，提升学校教师支援有特殊教育需要学生的效能。此外，教育局成立了"主流学校推行融合教育工作小组"，与学校界别、大专院校、其他政府部门、非政府组织及家长组织的代表定期举行会议，增进沟通，加强协作。

2. 三层支持模式

目前,香港政府对有特殊学习需要的学生采取三层支援模式。第一层的基础资源包括辅导教学的额外教师、学校发展津贴、小学学位教师(课程发展)、专科教学职位、学生辅导人员、校本教育心理服务、小班教学等。第二层的额外资源包括加强言语治疗津贴、加强辅导教学计划、学习支援津贴(小学阶段每名特教生10,000港币,中学阶段每名特教生10,000港币)及为第三派位组别学生提供额外教师。第三层的加强支援包括为中、小学提供的基本学习支援津贴(120,000港币以照顾首1—6名严重特教生,往后每名严重特教生20,000港币)、推行的全校参与模式的融合教育计划(每5名特教生增加1位教师,每8名再加1位教学助理)、特殊学校暨资源中心的支援(包括安排短期课程、有限期的拨款)。三层支援模式图示如下:

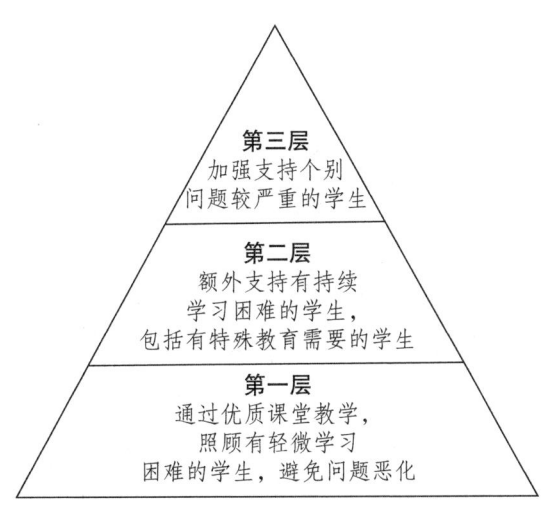

图25 全校参与模式融合教育计划的三层支持模式

3. 以学校为本位的辅导计划

为有效地在主流学校推行融合教育,教育局亦通过学校实施"以学校为本位的辅导计划"。计划目的是为成绩稍逊的学生提供辅导及支援,帮助他们增强学习动机,掌握学习方法,改善学习表现,缩短与其他同学的成绩差距。

(1) 计划内容

这是一项具校本(以学校为本)特色的辅导计划,学校可通过灵活的安排,或与中、英、数的辅导教学配合,以照顾学生的不同需要。学校可在中、英、数三个学科中推行加强辅导教学、学习支持和自习活动,帮助学生巩固基础知识,培养学习兴趣,提高学习效能。

(2) 辅导模式

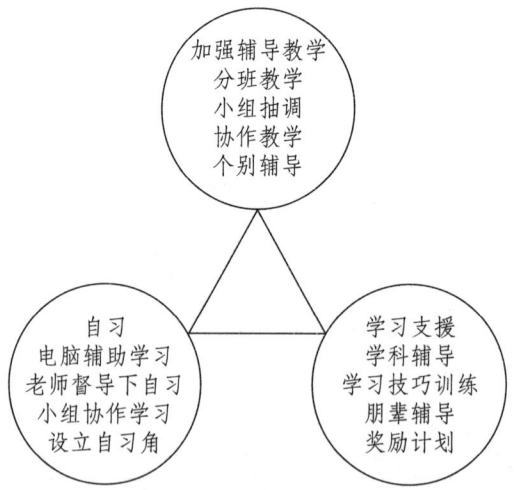

图26 "以学校为本位的辅导计划"的辅导模式

(3) 教学及辅导策略

学校可在不同级别中采用不同的教学模式和策略，也可在同一级别的不同班别中安排不同的教学方式。以下是香港融合教育现行的一些加强辅导教学的模式及策略：

·分班教学——按学生能力分班或组合，以加强对成绩稍逊学生的个别照顾（学校普遍采用的模式）。

·协作教学——数位教师共同备课及协作教学，加强课堂学习的互动性及个别照顾，提高教学效能（注意事项：教师之间的信念、沟通和协调，以及校方在行政、教学和资源运用的支持和配合）。

·辅导教学小组——在午膳时间或放学后提供不同学科的小组辅导，加强练习，帮助学生巩固基础知识。

·个别辅导教学——科任教师或教导教师在课前/课后就某科或某课题为个别学生提供辅导。

·课程调适——把课程划分为核心部分和延伸部分，因应学生的学习能力和需要，设计教材和学习活动。

·课程统整——对两个或两个以上学科进行统整，或通过跨科目的协作，整合不同的学习元素，并强调学习和生活的结合，发展学生的多元智能，培养学生主动学习、思考和探究的能力。

·专题研习——设定主题，引导学生思考及拟定研究课题、研习及表达方式，并安排实地参观、分组讨论及制作报告，以加强学习体验，培养协作、沟通、研习和解难的能力。

·全语文教学——在中、英文科推行全语文教学，结合现实生活的情境，加强语文运用和训练，培养学习兴趣，增强语文能力。

·模拟的情境学习——通过小组互动及协作方式，共同承担责任，发挥专长，以达成共同的学习目标。

(4) 学习支援模式及活动

·全校参与——举办班主任课、德育课、早会、周会、学会活动及专题讲座等，进行全级/全校性的主题活动及学习计划，引发学生的学习动机，帮助他们掌握学习技巧，改善学习方法和表现。

·安排教导教师加强个别辅导——由教导教师照顾一小组的学生，安排个别及小组约见，了解学生的学习困难，并提供辅导及支持。

·课后辅导——教师在放学后进行小组辅导，协助学习差异较大的学生解决功课上的困难或巩固学科的基础知识。

·朋辈辅导——在班内培训小导师、组织学习小组，鼓励学生在学习上互相支持，增强信心及成功感，从而提高学习兴趣。

·大哥哥大姐姐计划——由高年级学生在午膳时间或放学后给予指导，协助低年级学生解决学习问题；或带领温习小组，加强个别辅导。

·电脑辅助学习——使用电脑学习软件，为学生提供富有趣味性及挑战性的学习活动，增强学生的学习兴趣及成功感。

·短期衔接课程/学习技巧训练——在暑假举行中一衔接课程，或在学期中为培养良好的态度/学习技巧训练而安排短期课程/工作坊/教育营。

·设立英语角/自习角/阅读角——在课室一角或特别室设立自习园地，提供各式各样的自习教材，并配合奖励计划，鼓励学生自由选材、主动学习。

·奖励计划——设立各项奖励计划，鼓励学生制定学习目标，并加以实践，培养积极进取的学习态度。

·发展多元智能——通过外展训练、社区活动及服务，发展学生的多元能力，增加学生的成功感，提升自我形象和期望。

・专题分享——以专题介绍、墙报、展板或编印特刊、科目小册子、学生作品选集等方式，营造学习气氛，鼓励学生互相学习、分享和欣赏的态度。

・校外协作计划——与大专院校、校外机构、社区团体或外展社工协办暑期或课余学习、辅导及训练活动。

4. 支援服务及额外资源

为确保有特殊学习需要的学生能够接受适切的辅导服务，教育局提供听觉、言语/语言和教育心理评估以及教育支援和学位安排等服务。同时，为支援主流学校推行融合教育，教育局通过多个支援计划，例如新资助模式及教育心理服务等，给予主流学校额外人手及资源，以及课程调适、评核调适及教学策略方面的专业支持。教育局设计的教师观察问卷，亦可协助普通学校及早在学童就读小一时甄别出他们的特殊教育需要。

此外，教统局还鼓励普通学校采用全校参与模式推行融合教育。学校成立"学生支援小组"，帮助制定校本支援策略和协调支援措施，有效统整校内资源，协同家长及为有特殊教育需要的学童安排有系统的校本支援。

5. 服务限制

融合教育不是两三个老师和校长就能完成的工作，其成功有赖于全校员工和师生以至家长的支持，协助学校建立共融文化。在香港，有关残疾人的权利和需要的公众教育虽然普及，但仍有校长、老师、家长以至部分学生对有特殊教育需要的学生（特别是自闭症学生）在主流学校就读抱有怀疑或抗拒的态度，担忧自闭症学生的行为和情绪会对班上学生的学习造成滋扰。这些怀疑和担心不利于融合教育的推行,更不利于有特殊教育需要的学生在主流学校以至在整个社会的融入。

目前政府对融合教育的投入除了政策上的支持外,就是给予学校额外津贴。学校收录的有特殊教育需要的学生人数若是比较少,那么学校能够得到的额外津贴的金额也相对较少。目前,香港的"融合生"人数有3万人左右,占总学生人数的6%;平均每校30人,最多者达100—150名,少则只有数名。由于未能达至"经济规模效益"(Scale of Economic),在金额有限的条件下,学校能够换取的对有特殊教育需要的学生的支援也会相对较少,对于自闭症学生多样化的问题和需要来说,能提供的学习支援可能是杯水车薪。学校若是收录有特殊教育需要的学生的人数较多,则可能会有吃不消的现象。一所主流学校容纳"融合生"的理想人数是多少,目前仍在摸索当中。

另一方面,学校在收录新生时遵从统一的派位机制,学校无从事先知道收录的学生是否有特殊教育需要,更无从为新收录的有特殊教育需要的学生做好事先规划,为他们预先安排学习上的支援。要解决这个问题,有赖于教育局与卫生署及医院加强合作协调,鼓励家长同意把有关其子女特殊教育需要的必要资料交给学校,使学校更及早了解学生的需要,从而顺利协助学生适应学校环境。

特殊教育的师资问题一直困扰着政府和提供融合教育的社会机构。一般的师范教育是不足以应付有特殊教育需要学生的教学需要的。如要融合教育能成功地在主流学校铺开,加强老师的特殊教育培训,增强他们照顾有特殊教育需要的学生的专业能力,就成了刻不容缓的工作。现在这不单是师范课程改革的问题,也涉及意识上的改变,要让教育界明白教育有特殊教育需要的学生不单是特教老师的责任,更是整个学校的共同责任。

（七）家长组织与其他社会组织的参与

自助组织是指由个别人士组成的团体，其共同目标是促进成员本身的福祉和利益。借着分享经验和交换信息以克服同类问题，组织成员之间会产生一种团结精神。自助组织不仅为残疾人士及其家人/照顾者提供社区支援服务及社交、教育和消闲活动，还可促进他们的助人自助精神。在提升"社会资本"及推动义工运动方面，自助组织也扮演着非常重要的角色。通过研讨会、传播媒介和各项社会运动，自助组织为残疾人士建立起一个积极的形象，并促进他们获得应有的权益。如果残疾情况妨碍到残疾人士发表意见和争取权益，其家长或亲属可以组织起来，代表他们争取利益。

1. 现　况

香港政府一向十分鼓励残疾人士的参与和自助组织的发展。在制定康复政策和服务方面，政府让残疾人士和自助组织（包括家长/家属组织）通过现有咨询机构或其他康复服务机制参与有关的工作。政府会按他们的专业知识、经验和工作表现做出委任。目前，残疾人士或其照顾者以个人身份参与香港政府康复咨询委员会及其辖下各小组委员会的工作；他们亦参与负责草拟《香港康复计划方案》的工作小组。此外，残疾人士亦以个人或自助组织代表的身份，参加有关交通、建筑物通道和就业及职业训练等的咨询委员会。

社会福利署一直在为自助组织的发展提供财政支持和专业意见。在 2013 年，已有超过 70 个自助团体登记在该署经常联络的名单上，有关自助团体的残疾类别包括肢体伤残、视障、听障、精神病、智障、长期病患、工伤及职业病、自闭症及学习困难等。社会福利署的自助组织财政支持计划自 2001 年开始至 2011 年，已有 60 个残疾人士自助组织获得财政支持，为会员提供相关服务。社会福利署亦会支持和推荐自助组织申请公共房屋单位作为会址或活动中心用途。

接受社会福利署津助的社会服务机构也为自助组织提供咨询及顾问服务，推动会务发展，亦协助成立新的互助小组/自助组织，并通过推行不同系列的训练活动，培训残疾人及家属，提升他们参与组织工作的技巧及信心，从而强化自助组织的管理及发展会务的能力。

2. 主要特色

在香港，活跃于自闭症人士服务的自助组织有：学前弱能儿童家长会、自闭症人士福利促进会、香港自闭症联盟、香港关顾自闭联盟、卓新力量等。与内地家长组织不同的地方，就是这些组织都没有营运针对自闭症人士的政府资助的直接服务（反过来说，内地不少家长组织会开办直接服务，以满足孩子在教育和训练方面的需要）。

（1）家长组织

学前弱能儿童家长会和自闭症人士福利促进会是家长组织，主要工作包括：

· 在地区层面联系家长，组织家长活动、家庭活动和教育性

讲座,以"同路人"的身份为家长提供情绪疏导和分享经验,建立家长支持网络;

·参与政府在中央层面和地区层面的工作,倡议政策、服务和设施上的改善,以利于残疾人士(包括自闭症人士)融入社会;

·在不同场合(包括小学和幼儿园、大专院校,企业,社区组织等)推广宣传对残疾人士(包括自闭症人士)的正确认识,建设共融社会;

·筹募资金,联系公益基金,动员社会资源以支援家长组织的工作。

(2) 倡导组织

香港自闭症联盟和香港关顾自闭联盟均是由专业人士组成的倡导组织,成员包括精神科和儿科医生、大专院校教授、特殊教育校长和老师、社工、治疗师等,其主要工作是:

·业界人员培训:组织训练课程,为服务自闭症人士的专业人士提供最新的服务信息和训练方法;每年举办"关顾自闭周",促进服务界互相了解和沟通。

·服务和政策倡导:总结研究和临床实践的经验,就自闭症人士的政策和服务,向政府及相关组织提出改善方案。

·公众教育:通过大型活动如"小学生讲故事比赛(有关自闭症)"和"(自闭症人士)邮票设计比赛",促进公众人士对自闭症的认识。

(3) 自助组织

卓新力量是一个由自闭症人士和智障人士组成的自助组织,现时有100多位会员、30多位附属会员和20多个团体会员,没有定期的收入或捐献。其倡导方法有：

· 以动作、戏剧、说话、多媒体艺术作倡导路途，到不同地方采用不同方法，打破不同地域的沟通模式；到不同地方参加体验学习工作坊，制造通用、融合的学习空间，人人不同，亦可以用不同的空间发挥潜能、启动思维。这种艺术倡导行动创作，更能令社区人士欣赏大家的不同能力。

· 推行"朋辈大使辅导计划"和"倡导大使计划"，扩大交友和自我倡导行动。智障人士参加朋辈和倡导计划，意义在于让大家知道：残疾人士的生命不是局限于训练流程和宿舍的时间框架中，生活最重要的是有选择、有机会做决定、有新的体验和学习。体验不一定要有社交技巧训练的沟通和相处，可以有自己的交友特色。

· 协助拍摄"没有墙的世界"倡导光盘，协助修订弱智人士与法律小册子，参加香港展能艺术会的社区艺术演出，出席两岸三地康复机构的员工培训和分享活动，出席地区性和国际性会议（包括亚太区弱智人士会议、亚太区残疾议会、联合国《残疾人权利公约》听证会等）。

· 专业人士和家长与残疾人士一起同步学习，由服务提供者担任交通指导员，由台前做到台后，由舞台跟班成为台上演员，由带路人变成同行者，由志愿者成为好拍档。

3. 小　结

政府对残疾人士自助组织的政策和态度，加上残疾人士与其家长/家属在服务参与和维权方面的意识提升，推动了香港残疾人士自助组织的发展；而残疾人士自助组织参与康复政策的制定，对自闭症儿童服务方面的发展亦产生了积极的作用；自闭症儿童家长作为社会的一种资本，对社会也能够发挥更大的效用。

自助组织把工作重点放在倡导、公众教育、优化服务方面，不参与服务营运。这样，自助组织更能客观地去评鉴相关服务的质和量，从而做出具体的批评和建设性建议，避免了角色上的混淆和利益上的冲突。

另一方面，自助组织在发展上也会碰到一定程度上的社会障碍。法律对精神上有障碍的人士（如自闭症人士、智障人士）在行使法律权力（例如组织具法人地位的社会团体）的阐释并不清晰，这对自闭症人士自助组织的发展工作来说，会产生限制和阻滞。

（八）香港经验的启迪

从上文所述我们可以看到，香港为自闭症人士提供的社会服务是相当全面和具系统性的。当中既有其优势，亦有其不足的地方，以下扼要介绍。

1. 香港自闭症服务的优势

综合上述香港自闭症人士服务的介绍，可以寻找出以下优势：

（1）目的清晰。政府在20世纪90年代就提出了"全面参与，平等机会"的康复工作整体目标，这个理念一直贯彻至今，形成了政策的延续性，而且政策能够落实到每个服务领域。

（2）康复服务规划具有整体性和前瞻性，能顾及方方面面；

而且设有定期检讨机制，评估社会发展状况和需要，优化服务，以应对新形势和新需要，并通过康复计划方案具体落实。

（3）香港绝大部分的康复服务（包括自闭症儿童服务）都获得了政府拨款资助。政府每年的财政预算都预留了足够的经费，资金稳定，营运机构无须每年为营运资金而到处张罗。

（4）政府资助的服务大多价廉物美，收费都是市民负担得起的。只要合乎资格，就有权利和机会享用所需的康复服务。

（5）经过近 40 年的发展，香港的康复服务显得多元化和专业化，自闭症儿童服务也不遑多让。

（6）服务转介和轮候系统化，并且能够做到公平和公开，不但令轮候服务的人士心安，服务转介系统提供的数据也能帮助政府和相关人士对服务的需要做出预估，从而做好服务规划。

（7）服务持份者（业界和服务使用者）在政策厘定和服务规划方面有多层次的参与，服务因此得到优化。政策和服务都重视残疾人士（包括自闭症人士）与其家属的优势和潜在力量，让他们走上舞台，发挥同路人的角色，助人同时自助。

（8）多层次的公众教育，让大众对自闭症有正确的认识，从而提升公众对自闭症儿童的容纳，有效预防"社会性"障碍的产生。

2. 香港自闭症服务的弱点

从另一方面来看，香港的康复服务也存在一些弊端，包括：

（1）财政支出庞大。香港 2011—2012 年度在康复工作方面的总开支预算达 36.7 亿元，这有赖于香港政府财政稳健和对康复工作的承担，但一旦遇上经济困境，这庞大的开支会给政府造成财政压力。

（2）目前，香港涉及康复工作的社会机构众多（130多个非政府康复服务机构及残疾人士团体），资源分散，服务有时会重叠。例如新界元朗区同时有两家早期教育及训练中心，但邻近的天水围区整个区连一家都没有。但服务重整会牵涉业界的利益问题，难以进行。

（3）学前训练名额有限，有服务需要的儿童（包括自闭症儿童）轮候服务需要时间，早期干预被延误，康复的机会同时被延迟。

（4）融合教育的专业支援不足，依赖校方判断怎样运用政府为校内有特殊教育需要的资助来购买支援服务，有时会造成服务错配，未能为自闭症学生提供最适切的支持服务。

（5）师资培训跟不上服务需求。自闭症问题复杂而且介入策略和方法众多，而一般的师资训练（包括幼教）又不足以应付教导自闭症学生的需要，大多数老师是在岗培训，增加了他们的工作压力，也影响到自闭症儿童服务的质量。

（6）经济领域采取自由市场政策，对私人市场提供的自闭症儿童服务不干预，由服务消费者来做选择，让市场决定汰弱留强；市场服务名目众多、良莠不齐，家长（消费者）难做决定。

3. 可供顺德区自闭症儿童服务借鉴的地方

香港为自闭症儿童提供的服务，既有可供参考之处，亦有必须反思完善之具体问题。以上的分析，可以供有意发展内地自闭症人士服务的政府部门、社会组织和民间团体参考。然而，我们在借鉴香港经验时，还须关注香港的政治、经济和文化的独特性。香港是一个以自由经济为主导的政经体系，香港的全民免费教育、低廉的医疗服务、廉价/租的公共房屋建设，加上全面的社会服务,是维持香港稳定的四大支柱,这也是香港自闭症人士服务得以发展的根源所在。

一个全面的服务规划和有效的实施,有赖于政府的投入和支持,配合民间力量,共同努力为自闭症儿童打造美好的将来。在借鉴香港经验的同时,还需要结合实际,因地制宜,以切合当地的情况和需要,才可以有效发挥香港经验的优势,同时又避免其不足之处。这也是此次香港自闭症人士服务调研的最终目的。

附录二

顺德区自闭症服务单位简介

顺德区现有为自闭症儿童提供康复服务的机构 6 家，包括顺德区威权康复服务中心、顺德区星宸自闭症康复中心、容桂街道星愿自闭症康复中心、北滘康园中心、杏坛镇君怡康复中心、勒流街道身障人士康复中心；残障人士托养机构 1 家，为容桂仁爱园；在医疗方面，医疗机构 2 家，分别是顺德妇幼保健院和顺德伍仲珮医院；在评估服务方面，评估中心 1 家，为顺德区乐群儿童发展评估中心；在家属服务方面，家属服务中心 1 家，为顺德区星宇家属互助资源中心；在教育方面，特殊教育学校 1 家，为顺德区启智学校，另外顺德区机关幼儿园阳光工作站也为有特殊学习需要的儿童提供训练。调研组也分别对曾经或正在为顺德籍自闭症儿童提供康复训练服务的佛山市禅城区残疾人康复中心、佛山市禅城区红鹦鹉教育培训中心和佛山市新希望康复中心三家中心进行调研访谈。以下为各单位的介绍。

（一）顺德区康复训练机构

1. 顺德区威权康复服务中心

顺德区威权康复服务中心成立于 2004 年 8 月，中心职员 77 名，其中治疗师及特教老师 51 名，专职自闭症教师及康复治疗师 19 名。目前在中心接受训练的自闭症儿童 52 名，教学面积 1,500 平方米，内设感统训练室、物理治疗室、针灸室、口肌训练室、音乐治疗室、中药熏蒸室、个别辅导室、特教课室、学前教育室、引导式教育室、多感官训练室、作业治疗室、运动治疗室、社区医疗部、电脑触摸室、厨房、饭堂、儿童休息室、员工值班室等。

2. 顺德区星宸自闭症儿童康复中心

顺德区星宸自闭症儿童康复中心成立于 2013 年 9 月，现有教师 12 名，学生 22 名；教学面积 1,200 平方米，内设感觉统合训练室、个训课室、游戏交往室、精艺活动室、音乐律动室、情景主题室、电脑语言室、户外活动场地等。

3. 容桂街道星愿自闭症康复中心

容桂街道星愿自闭症康复中心成立于 2011 年 8 月，现有职员 19 名，其中治疗师及教师 17 名，学生约 50 名；教学面积 800 平方米，内设感统训练大厅、个训教室间、音乐室、美劳室、口肌按摩室、游戏室、个人工作室、学童午休室，中心并备有厨房、餐厅、露天活动场地等。

4. 北滘镇康园中心

北滘镇康园中心成立于 2012 年 7 月，现有社工 3 名、康复治疗师 5 名、职训导师 5 名。现有 72 名残障人士接受训练，其中包括自闭症儿童 2 人。教学面积为 350 平方米，配有工疗室、运动训练室、理疗室、言语训练室和个人辅导室等。针对自闭症人士，中心设置了认知训练和理疗训练课程。

5. 杏坛镇君怡康复中心

杏坛镇君怡康复中心成立于 2011 年 12 月，服务对象 93 名，其中自闭症儿童 6 名，共有 6 名康复治疗师为残障儿童提供康复服务，其中 3 名康复治疗师参与自闭症儿童的康复教学。中心设有运动治疗室、多感官室、言语治疗室及理疗室等康复场室，占地面积共 167.31 平方米。针对自闭症儿童，中心提供了认知课程、感统治疗、物理治疗及多感官治疗等 4 个训练项目。

6. 容桂街道仁爱园

容桂街道仁爱园成立于 2000 年 5 月，现有特教老师和治疗师 7 人，服务对象 111 人，其中包括自闭症对象 6 人；教学面积 2250 平方米，内设运动治疗室、理疗室、游戏治疗室、电脑触摸室、多感官训练室、特教课室、多功能室、会议室、饭堂、宿舍、户外活动场地。

7. 勒流身障人士康复中心

勒流身障人士康复中心成立于 2013 年 10 月，现有治疗师 4 名，服务对象 22 名。中心教学面积 200 多平方米，提供运动治疗、理疗和个别训练服务，另外还提供上门康复服务。

（二）顺德区医疗诊断服务机构

1. 顺德区妇幼保健院

顺德区妇幼保健院是区内唯一的妇幼保健机构，1993年成为国家首批"二级甲等医院"。保健院的发育儿科主要负责康复和保健工作，自闭症儿童被统一纳入发育儿科管理，妇幼保健院在顺德区自闭症儿童服务中担任着一个早期发现、早期干预的角色，提供医疗干预综合治疗。通常医护人员会将自闭症儿童转介到康复机构。同时，顺德区妇幼保健院也是可以为自闭症儿童提供诊断证明服务的医疗机构之一。

2. 顺德区伍仲珮纪念医院

顺德区伍仲珮纪念医院是顺德唯一一所以精神医学为主的公立非营利性专科医院，就诊的自闭症儿童大多以行为问题突出、多动症为主，医院以担任干预家长教育为主。前来治疗的不乏尚未确诊的高功能自闭症者。伍仲珮纪念医院也是目前区内可以提供自闭症确诊鉴定证明的权威医疗机构之一。

（三）融合教育/特殊教育学校

1. 顺德启智学校

顺德启智学校于 1999 年 9 月开办，招生对象以处于义务教育阶段的轻中度智障、听障少年儿童为主；定型规模为 30 个班级，400 名学生。据不完全统计，目前至少有 2 名自闭症儿童在启智学校接受教育。

2. 顺德区机关幼儿园阳光工作站

从 2012 年 8 月 23 日起，顺德区机关幼儿园阳光工作站正式运营。工作站致力于推行自闭症儿童的融合教育，对自闭症学生的要求是专人一对一陪读模式。据介绍，不少自闭症儿童是到机关幼儿园入读后才被评估出患有自闭症的。目前，阳光工作站以接收轻度自闭症儿童为主，已有 6 名自闭症儿童在读。

（四）家属服务机构

顺德区星宇家属互助资源中心（登记中）

顺德区残疾人家属资源中心是星宇家属互助资源中心的前身，成立于2013年8月，是由顺德区残疾人联合会直接支持的非营利机构。中心坚持以"家庭为本"的信念，陪伴残疾人家庭共同成长，致力于通过多方面、多元化的活动、培训及服务，根据残疾人家属的不同需求，为家属提供适合其自身发展的资源服务，增强家庭的功能，协助家属积极面对在照顾残疾人士方面遇到的压力与困难，挖掘家属自身的潜能，使残疾人士更好地融入生活。此外，在中心社工的协助下，中心建立了残疾人士家属支持网络，方便残疾人士家属相互勉励、相互关爱、相互扶持，推动家属间的交流与互助，使家属通过相互支持及关怀，提升自身的正向生活能力，与家庭中的每一位成员共同成长，协助残疾人家庭更好融入社会。组织成立家属互助会，增加家属的凝聚力，服务社会，让社会人士也能全面认识他们的力量和能力，连接社会资源，推动社会共融发展。

（五）评估服务机构

顺德区乐群儿童发展评估中心

中心受北京儿童发展评估指导中心指导，为其授权的唯一顺德分中心。工作人员受中国教育科学研究院研究员王书荃教授指导，配备专业的儿童发展评估系统、电脑评估工具及感统设备，开展0—12岁儿童各能力发展的评估服务及能力发展课程。乐群坚守"儿童为本"的信念，陪伴儿童成长。开设多元化的游戏训练课程，为儿童提供学习支援，提升儿童专注力、读写能力等学习能力，启发及培育儿童潜能。中心一直关注儿童的身心发展及福利，通过举办儿童发展工作坊及讲座等，加深社会大众特别是家长、教师等对儿童成长的关注及了解；通过建立儿童服务的研究及倡导平台，跨专业团队合作推行服务，联合心理学、社工学、教育学等团队合作，为有需要的儿童、家长、教师等人士提供一站式优质服务。

（六）佛山地区康复训练机构

1. 佛山市禅城区红鹦鹉教育培训中心

佛山市禅城区红鹦鹉教育培训中心成立于2009年，是一家连锁性自闭症儿童教育培训机构，目前接收的学生均在1.5—7岁的阶段。现有4名顺德户籍的自闭症儿童在红鹦鹉教育培训中心进行康复训练。

2. 禅城区残疾人康复中心

佛山市禅城区残疾人康复中心，又名中国思创自闭症康复训练中心，是佛山市残联下属的事业单位，专业开展自闭症儿童的康复训练工作，是佛山市的自闭症康复训练基地。佛山市禅城区残疾人康复中心成立于2003年，招生对象以2—7岁自闭症儿童为主，现有学生70名，其中90%为自闭症儿童，当中来自顺德地区的学生有19人。

3. 佛山市新希望康复中心

佛山市新希望康复中心是佛山市残联下属的定点医疗机构，是一家以脑瘫治疗为特色的康复医疗机构。从2005年起，新希望康复中心开始接收自闭症儿童。几年前，有不少来自顺德乐从、陈村等地的自闭症儿童到中心做康复训练，但近年随着顺德自闭症康复机构的发展，到新希望康复中心做训练的顺德籍儿童也逐年减少。据了解，2013年该中心已经没有正在接受康复训练的顺德籍儿童了。

附录三

顺德区自闭症儿童及家庭状况调查问卷

亲爱的家长,我们是"顺德区自闭症儿童情况课题组"的调查人员,为了给您和您的孩子提供更有针对性的服务,也为了给政府制定相关政策提供更有效的建议,我们需要通过您了解自闭症孩子的生活现状。这也是您表达自己的期望和呼声的机会,恳切希望可以得到您的配合。

注:本问卷只有参与调研分析的工作人员才有权查看,问卷信息对无关人员**绝对保密**,请放心作答。对于您认为不合适的问题,您可以拒绝作答。再次感谢您的参与!

顺德区自闭症儿童情况课题组
2013 年 12 月

第一部分 基本信息

您的姓名：_____（自愿填写）
联系方式：
　手机：_____（自愿填写）
　电子邮箱：_____（自愿填写）
户籍所在地：A 顺德区
　　　　　　B 非顺德区
是否低保家庭：A 是　B 否
您是：A 父亲　B 母亲
　　　C 其他（请注明）_____
婚姻状况：A 已婚　B 分居
　　　　　C 离异　D 丧偶　E 其他
孩子父亲的年龄：_____
孩子父亲的教育程度：
　A 小学及以下　B 初中
　C 高中或中专　D 大专
　E 本科　F 硕士及以上
孩子母亲的年龄：_____
孩子母亲的教育程度：
　A 小学及以下　B 初中
　C 高中或中专　D 大专
　E 本科　F 硕士及以上

孩子父亲的工作状况：
　A 全职　B 兼职　C 未就业
　D 其他（请注明）_____
孩子母亲的工作状况：
　A 全职　B 兼职　C 未就业
　D 其他（请注明）_____
孩子性别：A 男　B 女
孩子生日：_____年_____月
是否独生子女：A 是　B 否
　孩子是在多大的时候被发现疑似（或确诊）为自闭症的？（请注明）
_____
孩子诊断状况：
　A 医院诊断　B 康复中心评估
　C 其他（请注明）_____
　孩子的主要抚养和教育者为（可多选）：
　A 父亲　B 母亲
　C 祖父母或外祖父母
　D 家庭服务人员
　E 其他亲属
　F 其他（请注明）_____

第二部分　医疗与康复状况

1. **您的孩子接受药物治疗的情况：**
   A 正在接受药物治疗
   B 曾接受药物治疗，现已停止
   C 没有也不准备接受药物治疗
   D 还在观望
2. **对于药物治疗的效果，您的看法是：**
   A 效果十分明显
   B 有一定效果
   C 效果很小或基本没有效果
   D 不确定/不知道
3. **您给孩子做康复训练的情况：**
   A 一直坚持康复训练
   B 时断时续
   C 从未做康复训练
4. **您的孩子接受康复训练的项目（可多选）：**
   A 认知训练　B 语言训练
   C 针灸疗法　D 感觉统合训练
   E 理疗　F 社交课程
   G 艺术课程（如音乐、绘画等）
   H 其他（请注明）_____
5. **对于康复训练治疗的效果，您的看法是：**
   A 效果十分明显
   B 有一定效果
   C 效果很小或基本没有效果
   D 不确定/不知道

第三部分　教育情况

6. **孩子现在受教育情况（可多选）：**
   A 在普通幼儿园／小学
   B 在特殊（培智）学校
   C 在自闭症训练机构
   D 在托养机构（无训练）
   E 在家
   F 其他（请注明）_____

7. **您认为孩子理想的受教育情况应该是：**
   A 在普通幼儿园／小学
   B 在特殊（培智）学校
   C 在自闭症训练机构
   D 在托养机构（无训练）
   E 在家
   其他（请注明）_____

8. **您是否尝试过让孩子报名参加普通幼儿园或小学，结果如何：**
   A 没有尝试经验
   B 未遭拒绝，顺利入学
   C 被拒收过 1—2 次
   D 被拒收过 3—4 次
   E 被拒收 5 次以上

9. **如果孩子曾就读于普通幼儿园或小学，是否曾或已经被劝退：**
   A 没有就读经验
   B 未被劝退，依然在读
   C 被劝退过 1—2 次
   D 被劝退过 3—4 次
   E 被劝退过 5 次以上
   自愿退学

对就读幼儿园或学校的满意程度（如未就读，跳过此题）：

	很不满意	不太满意	比较满意	很满意	不了解／不适用
10. 老师对孩子的接纳态度	1	2	3	4	5
11. 同学对孩子的接纳态度	1	2	3	4	5
12. 学校减少孩子受歧视的努力	1	2	3	4	5
13. 老师和同学对孩子的帮助	1	2	3	4	5
14. 其他家长接纳的态度	1	2	3	4	5
15. 老师的因人施教情况	1	2	3	4	5
16. 老师对自闭症知识的了解	1	2	3	4	5
17. 孩子的适应情况	1	2	3	4	5

第四部分 心理需求

18. 作为自闭症孩子的家长，孩子对您生活的影响是（可以多选）：
    A 增加了经济负担
    B 影响了正常的工作
    C 离开了原居住地
    D 生育第二个孩子
    E 精神压力过大，身心健康出现问题
    F 家庭生活质量下降
    G 婚姻生活不和谐
    H 已经或打算离异
    I 对生活悲观失望，甚至有放弃孩子和自己的生命的念头
    G 其他（请注明）_____

19. 作为自闭症孩子的家长，您的心态是：
    A 十分悲观
    B 比较悲观
    C 中立
    D 比较乐观
    E 十分乐观

20. 作为自闭症孩子的家长，您的压力可以描述为：
    A 几乎没压力
    B 有轻微压力
    C 有一定压力
    D 有很大压力
    E 压力难以承受

21. 在与孩子的互动过程中，您是否曾责骂孩子（自愿填写）：
    A 从不　B 极少
    C 有时　D 经常

22. 在与孩子的互动过程中，您是否曾体罚孩子（自愿填写）：
    A 从不　B 极少
    C 有时　D 经常

第五部分　外部需求

23. 面对媒体宣传、政府及社会组织的自闭症调查等，您是否愿意公开孩子的情况及原因（可以多选）：

    A 愿意

    B 不愿意：

    　a 害怕孩子受到社会歧视

    　b 害怕对孩子的未来有影响

    　c 害怕孩子不能接受自己

    　d 家长自己害怕受到社会歧视

    C 其他（请注明）＿＿＿

24. 您在公共场所是否有过因孩子的异常行为受到歧视的经历：

    A 从没有过

    B 有时有

    C 经常有

25. 对于为孩子办理残疾证，您的态度是：

    A 愿意，可以享受相关政策

    B 犹豫，尚未办理

    C 不愿意，担心孩子终身受歧视

26. 您认为目前最需要的外部支持是（可以多选）：

    A 完善早期发现及诊断体系

    B 咨询机构提供更多信息

    C 康复专家的应用性系统培训

    D 设置更多自闭症儿童治疗和康复机构

    E 提供更多康复和医疗补助

    F 设立自闭症家长协会

    G 其他（请注明）＿＿＿

27. 在自闭症孩子的社会性康复训练方面，您需要政府哪些帮助（可以多选）：

    A 舆论宣传，使社会广泛认知

    B 甄选科学的康复理念和方法，避免家长陷入误区

    C 政府建立专业训练机构

    D 给患儿家庭经济支持

    E 支持普通教育中的融合教育

    F 其他（请注明）＿＿＿

第六部分 经济需求

28. 您的家庭年收入约为
    A 1—3万元 B 3—5万元 C 5—10万元 D 10万元以上

29. 孩子全年的康复训练费用约为（包括家庭为了孩子的康复聘用人员的费用）：
    A 5,000元以下 B 5,000—1万元 C 1—2万元 D 2—3万元
    E 3—5万元 F 5—10万 G 10万元以上

30. 您是否享受过政府、残联、服务中心基金会等部门在康复训练上的经费资助或补贴：
    A 享受过，大约_____元／年 B 目前为止没享受过

31. 承担孩子康复所需要的经济支出，对于您而言负担如何：
    A 负担很重，难以维持康复训练 B 负担较重，但想办法能够克服
    C 有些负担，问题不大 D 完全没有负担

32. 作为自闭症孩子的家长，您还有什么希望表达的心声？例如，作为自闭症的家长，最令您困扰的问题，最迫切希望得到的帮助等等。欢迎您写在下面：

附录四

家长开放性问题回答汇总

1号家长：

为了让孩子接受更好的康复训练、得到更大的进步，希望能让孩子在有康复训练的托养机构进行训练。

2号家长：

希望能办一个自闭症学习班。

4号家长：

（1）希望周末能有志愿者或相关专家走进家庭培训和辅导。

（2）有时周末政府多宣传多普及相关知识，普通幼儿园配备特教老师。

（3）财力的帮助和支持。

5号家长：

作为孩子的奶奶，最令我困扰的是孩子长大后的入学问题。我的孙子已经快四岁了，能否在六七岁时像正常儿童一样上学，现在还没有个答案，前途仍旧令人担忧。经过近五个月在星宸的训练，明显有很大的进步，说话、认识等方面提高很快。但在逻辑思维，与别人交往、交谈方面还需要努力提高，所以还要在该中心继续接受训练和学习。

6 号家长：

希望得到政府的理解与支持。感谢政府的关心。

7 号家长：

希望自己的孩子能正常入读普通的幼儿园和小学。希望能给这些自闭症孩子的家长一些心理辅导，让他们以正常的心态对待自己的孩子，能正确地对待自闭症。也希望政府和社会组织能加强对自闭症人士的支持，不要让他们受到歧视。

8 号家长：

希望在各方面都给予帮助。

10 号家长：

（1）希望政府能在小孩的入学、就业上给予支持，可以使其在普通学校中接受融合教育。

（2）能提供更多的自闭症训练中心，使小孩子有更为便利的学习环境。

（3）在自闭症小孩家长生育二胎政策上，希望能给予支持，使审批手续简单化。

（4）政府补贴等经济援助能更明朗化。

（5）如有义工等提供支持，帮助平日小孩的日常训练更好。

谢谢！

11 号家长：

最令我们困扰的是不知道孩子将来能否融入社会，希望在融合教育方面能有所支持。现阶段，一般的学校根本不愿接收自闭症儿童入学，即使有学校愿意接收，老师也只是按对待普通小朋友的态度、方式对待自闭症儿童，因此自闭症儿童基本上难以在一般学校就读，缺少接触普通儿童的机会、环境，使我们对孩子将来能否融入社会格外焦虑。

12 号家长：

××（儿童姓名）在班里不会用正确的方式与人交流和玩耍，喜欢恶作剧、捣乱、捉弄别人。我想尽方法制止他都不管用，每天还是不断有人投诉。我很担心家长们有意见，不能接纳他。这导致我精神压力非常大。希望能有专业人士给予帮助，让孩子停止这些不良行为。同时也希望社会上有更多的人理解和包容这些特殊孩子。

13 号家长：

希望孩子有书读，生活能自理。

15 号家长：

（1）社会不理解，别人一听说小孩得了自闭症就说家长带成的。

（2）政府补助如果能像佛山地区那么多，压力就小很多。

18 号家长：

（1）希望政府多设立些收容自闭症儿童学习的机构，让患者多与社会融合。

（2）经济上有支持。

19 号家长：

希望社会能关心自闭症孩子，不要歧视。

20 号家长：

希望残疾儿童得到班里公交车免费乘车卡。

21 号家长：

希望每天能多上几节感统课，不要家长再交费用。上孩子喜欢的音乐课，教弹钢琴，能促进孩子的大脑发育。恳请政府多体恤自闭症儿童家长，有这样的孩子确实很辛苦，很无奈！

在康复训练机构一个星期 5 天，每天只能上两节语言课，一节感统训练课,一节半个钟头。自闭症孩子很多动。如果多上两节感统课应该好些。个人喜欢音乐,增加音乐课,对大脑发育应该有帮助。但是目前来说,多上一节感统或语言、音乐课,要加多30元,这确实负担挺重的。为了孩子已经借不少钱了。

22 号家长:

希望政府提供经济资助,给予补贴。

24 号家长:

作为一个自闭症儿童的家长,特别是作为一个即将面临入小学问题的自闭症儿童的家长,我感到最急切的是孩子的出路怎样安排,哪些普通学校可以接收他们就读。社会的包容,学校的接纳,都是难事。希望政府把自闭症重视起来,因为这是一个很大的群体,所有自闭症孩子的家长都面临着小孩出路难的问题。政府应考虑建立自闭症的特殊学校,招纳更多专业的康复训练师,开设更多机构,完善到每个镇。力争在每个镇有一所定点的小学来开设资源教室,让自闭症小孩能在普通学校就读,并有特教老师辅助,令他们更好地融入环境。

25 号家长:

(1) 希望政府尽快在顺德区普通小学为残疾儿童建立资源教室,配备特教老师,令有能力上小学的自闭症或其他儿童得到合适的教育和帮助。

(2) 在自闭症康复方面,课程设置方面加强"社会性教育"。自闭症儿童的核心障碍不是认知,不是语言,而是"社会性"的先天缺陷。自闭症儿童在专业的训练机构训练认知、训练语言、训练社会沟通能力,最终目的是要回归正常的社会群体。我很认同甄岳来老师说的"回归社会性,是自闭症儿童的最终出路"。

(3) 在自闭症儿童的康复方面,政府提供每月 200 元的补助,已减轻了我们家长的负担。但在自闭症儿童的有效链接方面,还应该多为机构提供合适的场地和老师。为加强幼儿园和小学老师对自闭症的认识,我建议:

· 在顺德大学设置师范类的专业,课程中增加关于自闭症的认知、康复等知识。

· 鉴于特教老师的缺乏,如能在自己的大学开展自闭症康复专业的师资培训,将有利于顺德区未来残疾儿童的康复和为普通小学的资源教授提供足够的专业人才。现在顺德整个区的特教老师严重不足。

· 自闭症儿童的能力有很大的差异,能力好的可以上小学,但能力不足的出路在哪里?我建议尽快在顺德区建设一所自闭症学校,帮助我们这些孩子。

· 令人感到心酸的是,身边的几个8—16岁的孩子的家长,多次向特殊学校申请,却无法进入特殊学校就读。顺德特殊学校目前是不接收自闭症学生的,我们的这些自闭症青少年去哪里?

26号家长:
希望孩子不要乱跑,希望孩子就算出去也能比较安全。还有就是多主动和理解,不要对手机电脑等*……我就很开心了。

27号家长:
希望政府建立一所可以容纳自闭症孩子的学校。

28号家长:
希望社会、政府建立完善的机制,例如提供专业康复训练中心,帮助其家庭减轻负担。还有,要多关注孩子长大以后的生活、教育、医疗、社保等,特别是家长老年以后孩子的照顾和自

---

* 原文如此。

理问题。

29 号家长：

融入社会。

30 号家长：

记得 2011 年自己的孩子确诊患有自闭症的时候，感觉犹如一个晴天霹雳，彷徨和担心充斥在整个生活当中，因为当时完全不知道如何去面对和帮助自己的孩子。通过上网查询，知道广州等一线城市才有相关的康复机构。如果是这样的话，对于我这种收入不高的家庭来讲，无疑是一种极大的负担。后来听了朋友的建议，抱着一种尝试的心态，去容桂的某机构了解咨询，才被告知并转到某康复中心，使自己的孩子得到正确的康复。经过这两年的康复，小孩比以前有明显的改善。

结合自己小孩的情况及自己的亲身经历，有以下的几个建议：

（1）希望能完善早期发现及诊断体系。如果不是小孩进入幼儿园上学后幼儿园老师的提醒，我们都不会知道自己的孩子患有自闭症，就不能及早发现问题，可能错过最佳的时机，导致自闭症孩子及家长抱憾终身。如果在日常的幼儿保健体检的时候，就能发现并提出相关的建议，就能让自闭症儿童及早得到康复治疗的机会。

（2）加强自闭症的宣传力度。不仅仅是宣传自闭症的症状、康复方法等常规的东西，更要宣传在哪里诊断，诊断后应到哪些康复机构去康复，以及家长如何在家中加强对患儿的康复训练等后续问题，减少不幸的家庭到处奔波寻找治疗的地方的情况出现。还有，很多人对自闭症的孩子都有一个错误的认知，觉得自闭症的孩子就是不理人，活在自己的世界。就像我的孩子去某医院看病，接诊的医生就说她一定不是自闭症孩子。问其理由，她就说我的孩子会去找人玩，这肯定不是自闭症孩子。

（3）现在，康复过程中基本都要家长陪同，这对于普通的工薪阶层来讲就是一种极大的负担。因为要家长陪同，无疑相当于要一方家长放弃工作，靠另一方的收入来维持家庭的开支。如果家庭收入不错，或许这不是什么大的问题。但是对于多数工薪一族来讲，这就是很大的难题。一个人的收入只能艰辛维持家庭的基本开支。要是不放弃工作，就只能依靠家中的老人代为照顾。如果是本地人，只要老人身体还能应付的话，也许没有大的问题。但如果家长双方都不是本地人的话，要家里老人过来照顾就是很大的问题。不要说人生地疏，语言沟通就成了一个很大的问题。所以希望政府成立一个好像托儿所性质的康复机构，让家长既能顾及工作，又能使自闭症儿童得到好的康复机会。

31 号家长：

我们最迫切的希望是学龄自闭症儿童可以入学接受教育。小朋友今年 7 岁，自理能力和活动能力都可以，最大的问题是认知能力比较差。我们迫切希望小朋友可以入读顺德特殊学校。

32 号家长：

作为自闭症孩子的家长，最近让我困扰的是女儿的成长。她越大越难融入社会，不能入学接受教育，每日都要有人看守她。这给家庭带来一定的影响。最希望得到的是有关机构的帮助，使她得到相关的教育。

33 号家长：

希望政府多些经济支持。帮助一个患儿，幸福全家人。

34 号家长：

希望政府重视，教育机构重视，不要歧视我们的孩子，给他们一个上学的机会。

35 号家长：

最令我们家长困扰的是，孩子与普通小朋友差距大，不能照顾好自己，不能融入社会，被人歧视。

最迫切希望得到的帮助是：（1）有机会和资源加强训练，希望可以进步更快；（2）能有机会和资源培养儿子的长处或其他方面的专长（例如音乐、艺术或其他）；（3）可以受到融合教育，可以接受普通幼儿园、小学、中学等学校的教育，和社会更接近。

36 号家长：

我的孩子目前在小学读书，除数学比较差以外，其余语文、英语各科都居中上。希望他上普通小学能不受歧视，让他继续就读，完成初中乃至职中学业。

37 号家长：

首先，感谢政府、残联、服务中心在康复训练上的经济补助，这在很大程度上解决了训练的费用，为孩子的长期训练提供了保障。感谢本人工作单位的支持与体谅。

作为自闭症孩子的家长，有几点心声：

（1）希望政府在补助自闭症家庭训练费的基础上，也补助一下训练机构，特别是老师的工资与老师的学习两方面，以留住优秀的特教老师，提高他们的工作积极性。加强特教老师的技能学习。开展这些工作，最后受益的是自闭症孩子。

（2）希望残联带头推行融合教育，让普通幼儿园、小学每个班能进 1—3 个自闭症小孩，一个班能配备一个特教老师。只要机构与幼儿园配合好，可以让一部分程度好的小孩接受最好的教育。进幼儿园的自闭症小孩，需要有一定特教经验的老师（很多学校都没有，只有一所幼儿园有）。

（3）自闭症儿童的成长，最好是一条龙服务。香港、台湾地区关于自闭症的福利制度真的很好,家长无后顾之忧。而现在需要解决的眼前问题是:幼儿园、小学阶段的融合教育,帮助更多自闭症儿童融入群体;特殊学校学位多一点,特教老师多一点,老师技术高一点;为自闭症青年提供工作岗位多一点;最后是自闭症儿童的养老问题(到我儿子老年时,全中国的老年人应该不多,希望政府在养老院建一个特殊老年专区)。

38 号家长:

政府应进一步加强对自闭症家庭的经济补助,优化流程结构,让家庭容易生育二胎,让孩子有人照顾,解决孩子的终身后顾之忧。

39 号家长:

延长接受政府资助的孩子的年龄。

40 号家长:

(1)我的小朋友已经 7 岁,希望他今年能顺利入读普通小学,同时希望入读的班级能配备一些有资质的老师,给予这一类型的小朋友更多的关心和帮助,能让这些小朋友顺利地融入班集体中,希望小朋友不受排斥、歧视。

(2)希望政府能多做宣传,让更多人了解什么是自闭症;同时也应该在各镇街设立一些培训机构,让有需要的小朋友能就近接受培训,早日康复或更好地学习一些简单的技能。就近接受训练,这个是最迫切的需要。由于现在每天要坐 3 小时的车程才能到达培训点,光是坐车这点已经给我和儿子带来好大的精神压力。

(3)希望培训机构能定期给我们家长做报告,反映小朋友的学习情况;同时希望有相关的课程让家长报读,让我们家长学得更多、更科学,在家里能找到好方法教育和帮助自己的孩子。

41 号家长：

（1）希望政府能够尽快成立一所自闭症学校，专门为这些特殊儿童进行专业系统训练。

（2）自闭症儿童到了 14 岁以后，未来的生活如何解决？

（3）希望政府能给自闭症家庭一些经济上的帮助。

42 号家长：

我儿子今年 7 岁了，智力方面不算太差。希望有普通小学能够接纳，今年 9 月份可以在当地小学读书。如能帮助解决，万分感激。

43 号家长：

我儿 8 岁了，无学校收留。先报名顺德大良启智学校，得到的回复是现未开设自闭症班，无法接收你的儿子。在威权康复机构，没有全日制学班。我是陈村人，每天坐 1 小时的车到康复中心上 3 节课，其余的时间孩子就留在家里。请问这样的孩子可以适应社会的生活吗？佛山有好多家私营自闭症学校是全日制的，可否把政府资助拨过去，让我们顺德的自闭症孩子有全日制学校上课？或可以在顺德特殊学校设立自闭症班级。佛山某特殊学校已有自闭症班级 10 年以上了，顺德是不是太落后呢？我也曾去过该特殊学校报名，回复是顺德的人员不收，只收佛山的。

我希望有全日制的学校收留我的儿子，谢谢！

44 号家长：

每一个儿童都有自身的智力，自闭症儿童我相信也是一样。我们很难了解这些儿童的内心世界，但是不代表他们就没有自己的内心世界。跟儿子相处时，我用心去观察，每一次的发现都让我很震撼。所有的东西不一定是外表的表现。希望政府给予的资助也是多样化的。

45 号家长：

不能入学接受正常学校教育，希望政府能在这方面起到一定的协调作用。希望得到有针对性的康复治疗。

46 号家长：

（1）心声：我自己好后悔吃了感冒药生了孩子，因为生得不好，所以心里面都好不舒服。

（2）最让我困扰的问题是，到自己年老的时候，无能力再照顾孩子，到时应该如何是好？

（3）最迫切得到的帮助是：希望政府能设立一个抚养、托养、康复甚至能终生托养孩子的单位，我愿意付钱，只要让孩子过得好就可以了。孤儿有福利院接收，我希望自闭症的孩子也有一个单位统一安排起来。特别是父母伤亡的孩子，更加需要帮助。

47 号家长：

觉得可以接纳孩子学习的地方太少。目前在顺德，孩子只有在小的时候，可以到康复中心进行康复训练；孩子大了，想让他去学校，学校不接收，想让他去特殊学校，学校说这里没有这方面的老师，不适合自闭症孩子的教育。程度好一点的也许可以去学校，但大多数自闭症孩子都有情绪问题，都去不了学校。最好就是自闭症孩子在特殊的学校里，有相关的自闭症教育，让孩子得到学校式的教育。

48 号家长：

家长要上班，小孩放假在家没人照顾，将来小孩长大不知怎么办。

49 号家长：

关注自闭症儿童；补助学校等设施；儿童的成长、自理、经济问题。

迫切希望在经济上得到救助。

51 号家长：

建立自闭症学校。

53 号家长：

外部各种训练帮助，内部较完善的营养调理治疗帮助。

55 号家长：

孩子以后成长过程，如读书、康复、生活。

帮助：建立自闭症专门机构。

56 号家长：

孩子即将入读小学，怕难入小学门槛。但愿有融合教育和小学、中学教育。

57 号家长：

希望政府、社会多点关注，因为自闭症儿童行为异常，容易受到歧视。更希望自闭症儿童有个普通教育机构。

58 号家长：

作为自闭症孩子的家长，最希望得到政府帮助。希望多一些针对自闭症孩子的设备，令他们多些对社会的认识，这对他们有帮助。

59 号家长：

希望能有更多的社会活动，让自闭症儿童家长加强沟通，让自闭症孩子互相交流。

62 号家长：

作为自闭症孩子的家长，我希望他日后能自食其力，我希望社会人士多些关心，更希望政府能够有更多的资助和补贴。

63号家长：

"没人天生有承受能力，事来了，扛住了也就扛住了，泪水流尽之后只剩决心。"

是啊，如果你看过李连杰、文章演的《海洋天堂》，范伟演的《老大的幸福》，或者韩国的《马拉松》，你会知道家里有个患自闭症的孩子，是件多么残酷的事。这也是为什么许多影视剧的开篇，都是家人要将孩子遗弃。

说真的，我们不求我们的孩子有多高的智商、能考上多好的学校，我们现在最大的心愿，就只希望他能像同龄的孩子一样，健康、快乐。只要能多看我们一眼，只要静坐做事情，只要能不被别的小朋友欺负，只要能在学校认真上课听讲就行。

"我们每天与孤独症孩子做康复训练的这些年，真很辛苦，我们不知道我们能熬到哪一天，我们很担心世界上这么多的不可预期，有可能在某一天发生，那我们的孩子怎么办，谁来管他们？"我们希望能够获得长期的指导和帮助，能为我们的孩子铺成一条安康的路。例如：我迫切地想帮助孩子训练发音、训练模仿、训练跳跃、训练大小肌肉动作等等……这是每个自闭症儿童家长都面临的问题。自闭症小孩每个阶段怎样训练，训练什么，用什么项目训练，训练方式和方法……希望能有一个方向指引他们向前走。

希望社会能增加专业职业康复师和技术投入，进一步完善孤独症儿童的康复训练补助方法，建立专业的社会支持系统。从最初的诊断，早期的医学治疗，到持续的康复训练，特殊的教育干预，学龄期的职业培训，成年后的就业安置，以及对患者及家属合理的心理调适与减压，都需要建立完善、专业的社会支持系统。无论是医院、幼儿园、康复机构，还是学校、社会等的介入，对患者家庭的完整性、和谐性以及患者的康复都是至关重要的。

提供医疗保险和养老保障。由于自闭症是终身残疾，患者的康复将持续一生，所以为自闭症儿童提供合适的医疗保障和养老保障是对他们及其家庭最直接有力的支持和帮助。

我们更希望给孩子创造一个融合式的社交环境，让孩子多与社会接触，多与正常的孩子一起生活、学习，进而能够拥有较好的生活自理能力、简单的生活技能，达到一种接近正常人的生活。

现今社会资源不足，政府措施不到位，普通学校缺乏针对孤独症孩子的资源。呼吁政府部门投入，建立相关设施，培育专业人员，促使公办教育资源为孤独症孩子敞开大门。此外，这群儿童进入普系教育就读还需要社会的认可与接纳。

"受教育不应该是个别特殊儿童的'幸运'，我们迫切需要相关制度政策的落实，帮助我们这样的家庭，这是所有特殊儿童家庭的共同心声。"

让他们孤独的世界照进更多温暖阳光，需要政府大力支持！上帝为自闭症孩子关上了一扇门，愿社会能够为他们打开另一扇门！

63 号家长：

希望社会政府可以更多地关注这方面人士的现状，能提供更多有意义的帮助，并加大力度研制有效药物、治疗方法，组织会诊，减少患者的医疗、生活支出，使患者从有效的治疗中看到康复的曙光。

66 号家长：

（1）希望得到社会人士的支持和理解。

（2）希望小孩能像正常小孩一样上学。

（3）希望小孩能和正常小孩一样地过生活。

68 号家长：

作为家长，我最希望小孩能够得到有效的治疗或训练，慢慢康复；以及能够进入学校接受正规的教育，成长为有一技之长的人。其次，写下几点愿望，希望能得到关注：

（1）我们去过多家训练机构，效果都不理想，很希望政府能组建专门的训练学校，里面有固定的专业的老师和较好的环境。教学内容融合小学、中学或职业学校的课程，类似特殊学校。

（2）有专门组织关注自闭症的理疗前缘技术和训练方法，能让自闭症小孩得到及时治疗。对目前的一些治疗方法我们也想尝试，如某医院的干细胞移植手术，但三个疗程十多万的费用确实承担不起，很希望政府可以援助我们对自闭症小孩进行治疗。

（3）自闭症小孩触觉迟钝，不知冷暖，容易感冒发烧；自闭小孩也不懂得卫生，不能吃的东西或脏的东西也会拿去吃，很容易生病。所以很希望政府将自闭症小孩的看病都纳入免费医疗保障。

（4）自闭小孩长大后如若康复不理想，希望社会有接纳他们的地方，使他们得到人文关怀。我们做家长的担心那时候自己已经老了，不知道他们的生活会变得怎样。

在此，感谢顺德社工委的重视！感激政府对自闭家庭的理解和给予的援助！

69 号家长：

（1）最担心孩子的成长以及长大后的独立、学习、生活等。

（2）希望能够有政府性专门的、正规的自闭症康复机构。

70 号家长：

仔仔都 6 岁了，能读得上普通小学已是很好了，成绩我都不要求多了，合格已是很满足。但普通学校里同班同学是否接纳都成问题了。现在又没有一所大的特殊学校，有的开班太小了，一年收得十个人，几时才到我的孩子哩？

73 号家长：

孩子康复训练所需的经济支出太大了，负担很重。害怕孩子未来受影响，被社会歧视。

75 号家长：

作为一名大龄自闭症孩子的家长，现在最迫切希望的是解决孩子的入学问题。首先，孩子的年龄越来越大，康复机构的学习内容已不能满足他的学习需求，而孩子的认知理解等能力又不足以让他进入普通的学校就读。所以希望顺德的启智学校能收读这一部分孩子，给孩子一个合适的成长学校环境，解决这部分家庭的生活压力。

76 号家长：

作为自闭症儿童的父母，最大的希望就是他能康复成一个正常的孩子，能和正常孩子一样上学读书。希望政府能多做自闭症方面的宣传，让更多的人知道自闭症的孩子，多些人关心这些孩子，使他们不受外界的歧视。更希望政府为这些孩子提供更多的康复和医疗补助，并引进国外更多先进的设备和教育，使这些孩子有更好的进步。而我最迫切的问题，就是我孩子已经5岁了，快要到上学的年龄了，希望政府能给个与一般孩子同样的上学、学习的机会，让他能够与正常的孩子一样进正常的学校学习。

谢谢！

77 号家长：

读书是一件最重要的问题，普通学校收他入学都成问题。如果有一所令家长放心的学校那就好啦！现在的特殊学校收生太少了，几时才轮到我们呢？政府建立一所大的学校，教资方面提升，那最好啦！

78 号家长：

希望孩子能和普通正常孩子一样在学校读书。

79 号家长：

最大的希望是政府多建立专业训练机构和支持普通教育中的融合教育，能让小儿在社会中得到更加良好的教育，更能融入社会。

80 号家长：

（1）建议政府设立专门的康复机构（或者把众多的私立训练点统管起来），统一领导，便于交流总结，利于提高疗效，使自闭症儿童在训练治疗中得到进一步的改善和康复。

（2）建议政府设立特殊教育学校，使自闭症儿童能在特殊学校里持续训练治疗，能进校就读，发展社交，走出自闭圈，步入社会。

（3）可以适当开设些加工小厂，让自闭症儿童做些力所能及的工作，自食其力，以解决将来的去向问题，同时又能在劳动中继续得到锻炼，融合于社会。

（4）对自闭症家庭（尤其是贫困家庭）给予支持和帮助，使已经深受不幸的家庭获得新生。

附录五

相关香港机构简介

1. 香港学前弱能儿童家长会

地址：香港九龙钻石山凤德邨紫凤楼地下1-2A室

鉴于当时学前弱能儿童的服务严重不足，一群家长团结起来，在1986年5月组成了"学前弱能儿童家长关注组"，策划一连串的行动，向政府反映服务需要。关注组更于1987年2月正式注册成为社团，并命名为"学前弱能儿童家长会"。2001年2月，家长会转为注册有限公司，使会务更有系统，管理工作更趋完善。会员人数超过1,600个家庭，现时为香港社会服务联会会员，并曾于1993年6月获得"杰出康复服务自助团体奖"。

1996年，家长会获房屋署批出钻石山凤德邨紫凤楼一单位作为会址，同期获"伊丽莎白女王援助弱智人士基金"拨款资助两年经费，家长会开始聘请职员协助会务。自1998年开始，家长会得到香港赛马会慈善信托基金支持部分活动经费。与此同时，家长会亦得到不同的基金赞助个别计划的运作费（详情可浏览受资助计划页面），其余经费则有赖热心人士的捐助及机构筹募。

家长会会员分为十个分区，每个分区均成立核心工作小组，由家长义工组成。亦因应特定的焦点成立了多个功能小组，以关注不同的对象,例如有新生残疾幼儿家庭、自闭症人士、残疾人士的交通需要等。这些分区及小组会持续举办不同的活动,借此加强残疾人士家庭间的联系、扶助弱儿的成长及发挥家长间的互助精神。

一直以来,家长会贯彻各项宗旨,向有关当局争取弱能儿童的服务。随着家长与弱儿的成长,家长会除跟进学前、学龄及成人的服务外,亦关注与残疾人士有关的法例,以及倡导家长积极参与推动政府改善服务质量的工作。

2. 香港耀能协会

石硖尾幼儿中心地址:九龙石硖尾邨第 23 座地下 116 至 128 号

早在 1960 年代,香港大学医学院儿科教授田绮玲医生就关注到患有脑麻痹症的儿童人数不断上升,但社会上缺乏相关的配套服务。于是她与一班志同道合的专业人士,于 1963 年创立了"香港痉挛儿童会",为有需要的患病儿童提供适切的教育及照顾。

协会成立初期,虽然获得英国痉挛协会捐赠 1,500 英镑,但资源仍然缺乏,只能借用香港小童群益会总部的一个房间,在重重挑战之下,开设第一班为 9 名痉挛儿童而设的学习班,正式展开服务。其后,协会察觉到当时提供的服务并未能完全切合痉挛人士在人生不同阶段的需要,因而逐步扩展服务至不同年龄层面,并于 1967 年将"儿童"二字删除,易名为"香港痉挛协会"。协会于 1976 年立案注册为法定社团。

随着服务的不断扩展,协会需要一个更能够涵盖服务内容的名字,反映不同类型弱能人士的康复需要,展示多年来创新及力求上进的专业精神。2008 年 2 月,协会正式改名为"香港耀能协会",英文名称 SAHK。"耀能"代表服务使用者能够运用天赋的才能及后天的努力，发挥所长，展耀光辉；英文名称SAHK，标志着协会"耀承所授、卓越展能""Succeed & Advance"的决心。

协会服务因中枢神经系统创伤而致身体残障的人士，包括肢体残障、痉挛、智障、自闭症、发展迟缓、特殊学习困难、中风、帕金森症等，服务涵盖幼儿至老人，包括教育、住宿、就业、训练、家庭支持及小区康复等范畴，全方位照顾他们不同人生阶段的康复需要。协会之经费主要来自政府有关部门，如社会福利署及教育局、香港公益金、香港赛马会慈善信托基金、奖襟基金，以及其他热心公益之社团及善长的捐赠及支持。

在过去40多年里，协会不断努力发展及开创，为不同年龄、类别的残疾人士提供全面的康复服务。现时，协会一共开办了59个服务单位，包括早期教育及训练中心、幼儿中心、外展言语治疗队、特殊学校、庇护工场、辅助就业、宿舍、护康中心、成人训练中心、家长资源中心、家居复康服务、引导式教育中心、持续复健中心、社区康复中心、复康座椅服务中心、职员培训及研究部，以及新开设的耀能儿童发展中心和服务全瘫病人的赛马会新页居，每年为超过7,000个残疾人士家庭提供服务。

3. 协康会

天平中心地址：上水天平村天美楼地下11-15室

协康会成立近半个世纪以来，一直致力于为有不同能力的儿童及其家人提供适切而优质的服务，协助这些儿童尽展所能，建立积极人生。

自2000年起，协康会的服务转入新的里程，除了增设综合服务中心，加强训练自闭症、亚氏保加症、读写障碍、专注力不足过动症等儿童外，也通过青葱计划把服务扩展至主流小学及初中学生，并积极推动融合教育，加强对弱势社群中有特殊需要儿童的支持。

同时，协康继续派员到海外学习，积极引入崭新的训练模式，定期邀请知名专家提供训练，并进行研究，出版与儿童成长有关的各类书籍、电脑教材和举办各项培训课程，把累积的经验与香港及其他华人社区内的同业、老师和家长分享，全面提升大中华区康复服务的质量，从而令更多儿童受惠。

协康会辖下的30多个服务单位，包括早期教育及训练中心、特殊幼儿中心、幼儿中心、家长资源中心、青葱计划等，致力于为初生至初中阶段在学习和发展上有困难的儿童提供专业的训练、治疗及家庭支持服务。

有特殊需要儿童的成长，有赖于家长的悉心照顾及支持；而在育儿的过程中，这些家长比一般家长承担着更沉重的压力。有鉴及此，协康会一直关心家长的需要。自20世纪90年代初以来，协康会通过设立家长资源中心、同心家长会及爸爸俱乐部，为家长提供多元化的服务和支持。

4. 东华三院徐展堂学校

地址：薄扶林瀑布湾道25号华富邨

徐展堂学校创办于1981年，为东华三院第一所为中度弱智儿童开设的特殊学校。原名东华三院启智学校，暂设校址于社会福利署香港仔启智儿童中心内。1986年，教育署拨出华富邨一所已结束小学的校舍作为启智学校扩校之用，经过四年的校舍改建工程及筹备工作，启智学校于1990年迁校至现址。为纪念东华三院前主席徐展堂太平绅士慷慨捐助一百万元作为校舍改建费用，启智学校易名为东华三院徐展堂学校，并于同年开始兼收中度及轻度弱智学生。

东华三院徐展堂学校内设21间课室、15个特别室，包括音乐室、视觉艺术室、工艺室、家政室、电脑室、资讯科技学习中心、辅导教学室、图书馆、玩具图书馆、资源室、资源教学室、学生活动中心、护理室、言语治疗室及社工室。其他还有篮球场、露天操场及雨天操场、滋味栈、健体室、感觉统合活动室、游戏架及园艺花圃。

5. 香港教育学院特殊学习需要学童中心

地址：大埔露屏路 10 号 D1 – G/F – 05

因应香港的融合教育发展、服务需要及研究，香港教育学院于 2000 年设立特殊学习需要与融合教育中心。中心是教育及人类发展学院的一部分，目的是让不同学系中对融合教育及特殊学习需要具有专长的同事，能够凝聚力量，通过学与教、教研、交流及学术活动，共同推动香港融合教育发展工作，以冀切合学院、学校及社会的发展需求。中心肩负推动香港融合教育发展及科研的使命，并以自负盈亏的方式运作。

近年来，中心以推动及发展融合教育及照顾不同学习需要为主要目标，工作包括凝聚学院内不同专业的同事、建立资源中心、支持校本培训服务、进行研究项目及出版刊物，并与国际学者建立联系，开展多样化的专业培训、交流、研究及国际会议活动。服务也扩展至中国大陆不同地区及澳门。

中心旨在为教师、教学助理、学校员工和康复服务工作人士等等提供专业支持及培训。自 2007 年，香港特别行政区教育局委托香港教育学院推行了一系列"照顾不同学习需要"基础/高级课程、"各类特殊教育需要"专题课程以及"照顾不同学习需要"主流学校教学助理培训工作坊。此外，中心持续与香港、大陆及海外不同社会服务机构或学校协办短期培训课程，在不同界别促进共融教育的实施及发展。中心主要在课程发展、行政支持

6. 香港关顾自闭联盟

地址：中环皇后大道中 36 号兴伟大厦 1801 室

香港关顾自闭联盟由一群关心自闭症朋友的人士于 2008 年成立，目的是推动社会人士认识自闭症和关注自闭症朋友的权益。联盟希望通过展能互助和分享，鼓励自闭症朋友和社会大众一起积极参与社区活动，推动自我倡导文化，并持续地开展提倡关怀互爱的公民教育活动。

为响应每年 4 月 2 日世界关顾自闭日，香港关顾自闭联盟过去三年联同多个香港的医疗、教育、康复和社福界家长及自助团体合办不同主题的全港自闭特色人士绘画比赛，包括《我最喜爱的香港特色》《我最喜爱的……》及《我的梦想》，收集了超过 700 幅别具特色的画作。为配合这三年的画展，同时举办互动艺术工作坊，让大家感受及体验自闭症人士另一方面的才华和表现。活动内容包括由自闭症人士亲身示范及制作工艺品，包括手织绳、纱织、软陶、马赛克及拼贴、绘画以及音乐录像播放等，另可让参加者亲身体验。

7. 卓新力量

地址：深水埗石硖尾南山邨南逸楼 3-10 号地下自助组织发展中心

一群在学、在职和待业的智障青年，1993 年出席在加拿大举办的国际 People First 会议，深被其崭新多元表达的会议程序所感动和启发，回到香港后，得到家长、教师和社工的支持，于 1995 年成立了卓新力量。这是全亚洲第一个智障朋友自我倡导的组织。2007 年，卓新力量申请成为有限公司。

卓新力量的倡导路途是以动作、戏剧、说话、多媒体艺术，到不同地方采用不同方法，打破不同地域的沟通模式；到不同地方参加体验学习工作坊，制造通用、融合的学习空间，人人不同，亦可以用不同空间去发挥潜能、启动思维。不同能力的朋友，都可以成为自我倡导的一分子。当每个人都是自我倡导的一份子时，这个世界就会和平、大同、融合。卓新力量强调多元救助，给残障人士表达需要及独立选择的机会，帮助其进行正常的社会交往、生活及独立从事力所能及的工作。卓新力量更以当事人的身份出席政府会议和社会服务机构/大专院校的培训活动。2012年出席瑞士日内瓦联合国《残疾人权利公约》第七次听证会，同时出席国际残疾人士联盟举办的公约听证工作坊；2013年出席瑞士日内瓦联合国《儿童权利公约》第64次听证会。现在有100多位会员、30多位附属会员和20多个团体会员，没有定期的收入或捐献。